U0322850

国家科学技术学术著作出版基金资助出版

# 儿童间质性肺疾病
## 临床影像病理图谱

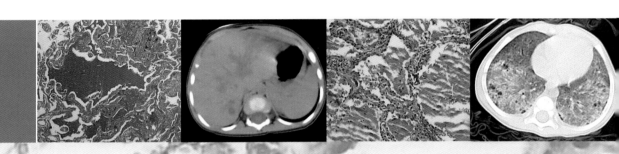

Clinico-Radiologic-Pathologic
Atlas for Interstitial Lung Disease
in Children

彭 芸 刘秀云 周春菊 主编

北京科学技术出版社

图书在版编目（CIP）数据

儿童间质性肺疾病临床影像病理图谱 / 彭芸, 刘秀云, 周春菊主编.
— 北京：北京科学技术出版社, 2019.5
ISBN 978-7-5304-9667-1

Ⅰ.①儿… Ⅱ.①彭… ②刘… ③周… Ⅲ.①小儿疾病－间质浆细胞性
肺炎－影像诊断－图谱 Ⅳ.①R816.92-64

中国版本图书馆CIP数据核字(2018)第091694号

**儿童间质性肺疾病临床影像病理图谱**

主　　编：彭　芸　刘秀云　周春菊
策划编辑：尤玉琢
责任编辑：尤玉琢　张青山
责任校对：贾　荣
责任印制：吕　越
封面设计：申　彪
出 版 人：曾庆宇
出版发行：北京科学技术出版社
社　　址：北京西直门南大街16号
邮政编码：100035
电话传真：0086 - 10 - 66135495（总编室）
　　　　　0086 - 10 - 66113227（发行部）
　　　　　0086 - 10 - 66161952（发行部传真）
电子信箱：bjkj@bjkjpress.com
网　　址：www.bkydw.cn
经　　销：新华书店
印　　刷：北京捷迅佳彩印刷有限公司
开　　本：787 mm × 1092 mm　1/16
字　　数：280千字
印　　张：13.75
版　　次：2019年5月第1版
印　　次：2019年5月第1次印刷
ISBN 978 - 7 - 5304 - 9667 - 1 / R · 2487

定　　价：160.00元

# 编者名单

**主　编**

彭　芸　　　国家儿童医学中心　首都医科大学附属北京儿童医院影像中心

刘秀云　　　国家儿童医学中心　首都医科大学附属北京儿童医院呼吸科

周春菊　　　国家儿童医学中心　首都医科大学附属北京儿童医院病理科

**编　者**（以姓氏笔画为序）

王　蓓　　　国家儿童医学中心　首都医科大学附属北京儿童医院影像中心

乌格木尔　　国家儿童医学中心　首都医科大学附属北京儿童医院影像中心

刘秀云　　　国家儿童医学中心　首都医科大学附属北京儿童医院呼吸科

张祺丰　　　国家儿童医学中心　首都医科大学附属北京儿童医院影像中心

周春菊　　　国家儿童医学中心　首都医科大学附属北京儿童医院病理科

彭　芸　　　国家儿童医学中心　首都医科大学附属北京儿童医院影像中心

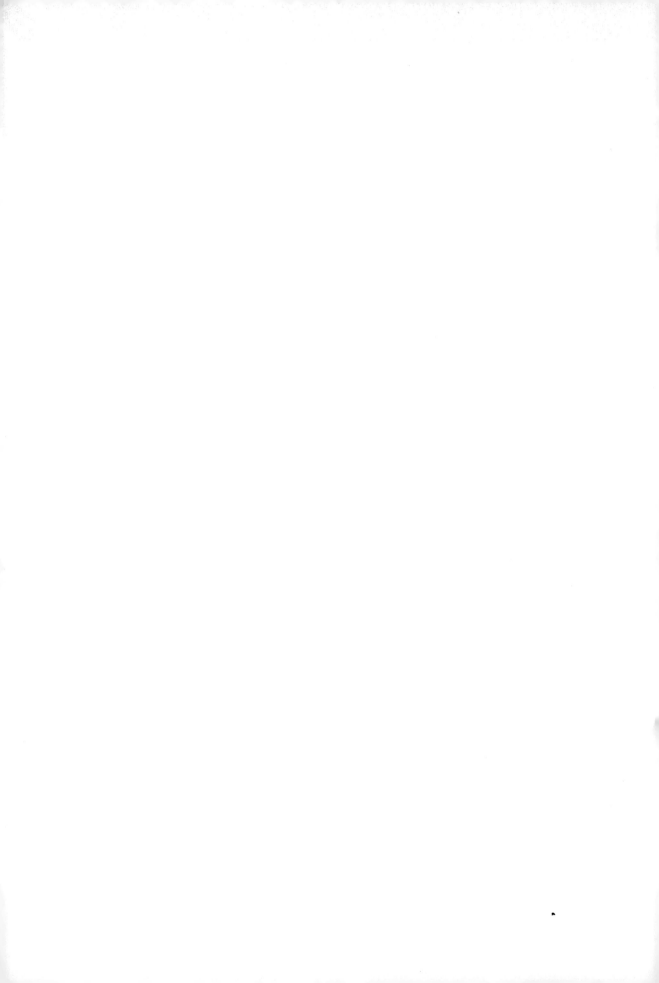

# 序 一

进入 21 世纪，儿童间质性肺疾病或合并间质性改变的疾病明显增多。间质性肺疾病是一组异质性的弥漫性肺实质性疾病，本身属疑难疾病范畴，是近年来的研究热点。此前已经出版的《实用儿童间质性肺疾病学》一书，深受儿科同道的欢迎。此次出版的《儿童间质性肺疾病临床影像病理图谱》，书中包括了更多的精彩插图，可以帮助儿科临床医师、放射科医师直观地认识间质性肺疾病。

彭芸主任医师是首都医科大学附属北京儿童医院影像中心年轻有为的学科带头人，先后申请了国家自然科学基金等项目，对儿童呼吸系统的影像学进行了长期的研究和总结，尤其是近年来，她对间质性肺病症的影像学特点进行了深入的研究。刘秀云医师是呼吸科主任医师，具有较为深厚的临床基础，潜心研究间质性肺疾病多年，她在平时工作中认真踏实，善于发现问题，并不断钻研。周春菊主任医师从事儿童病理学研究近 30 年，尤其关注儿童肺部疾病的病理诊断问题，做了大量的研究工作。本书贯彻了儿童间质性肺疾病的临床、影像和病理相结合的诊断模式，将临床积累的大量儿童疑难病和少见病的影像病理资料整理后与大家分享。我对她们这次合作这本书的出版深表祝贺！我相信这本汇集宝贵临床经验和精彩图谱的儿童间质性肺疾病专业著作，一定会受到广大同行欢迎，并且对儿童呼吸科疑难间质性肺疾病的诊治起到积极推动作用。

本书是临床、影像和病理科医师合作的良好开端，希望能够以此为新的出发点，把儿童间质性肺疾病的认识和研究不断推向深入，更好地造福于患儿。

江载芳

# 序 二

　　儿童间质性肺疾病与成人间质性肺疾病不尽相同，不仅包括了肺发育异常和基因突变所致的间质性肺疾病，还有过去误认为间质性肺疾病的先天性淋巴管畸形以及一些少见代谢性疾病的肺部受累改变。

　　首都医科大学附属北京儿童医院是一所大型综合性的儿童医院，具有优良的传统，早在 20 世纪中期我院临床和影像学的前辈老专家即开始了很好的合作，常常一起讨论患者的临床和影像学特点，诊治了许多疑难病和少见疾病，树立了北京儿童医院的品牌。进入 21 世纪后，北京儿童医院在儿科临床医师的努力下开展了肺活检，临床和病理科医师又齐心协力，先后诊断了结节病、肺泡蛋白沉积症、肺泡微结石症以及各种间质性肺炎。近年随着基因技术的开展，基因诊断被用于一些原因不明的患者，又拓展了我们的视野。

　　随着诊治经验的积累，我们认识到临床、影像和病理相结合在间质性肺疾病诊断中的重要性。本书把儿童间质性肺疾病的临床影像和病理图片汇集成册，并附上简要的说明和总结，以方便儿科及相关学科的同仁对照阅读。本书对儿童肺间质疑难杂症的诊治有借鉴价值，特此推荐。

徐赛英

# 前　言

　　儿童间质性肺疾病是一组异质性的弥漫性肺实质性疾病，常以呼吸困难、肺部弥漫性影像学异常为特点，临床诊断过程中需要从影像学入手，并依据组织病理学特点来确诊。由于儿童间质性肺疾病与成人间质性肺疾病的病因、临床表现及影像学改变都在一定程度上存在较大差异，诊断难度很大，极易造成误诊漏诊。临床上对于儿童间质性肺疾病的认识，长期以来停留在粗浅的层面。随着高分辨率 CT 技术的应用和技术进步、肺活检的开展及基因诊断技术的应用，国内外对该病的研究不断深入，新的知识也不断涌现。

　　自 2000 年首都医科大学附属北京儿童医院进行第一例间质性肺疾病手术活检至今，无论是呼吸科医师、影像科医师还是病理科医师，对儿童间质性肺疾病的认识都经历了一个艰难探索和再认识的过程，加之每年有很多疑难间质性肺疾病患者从各地转入我院，让我们得以积累大量的珍贵资料。随着诊治经验的积累，我们认识到临床、影像和病理相结合在间质性肺疾病诊断中的重要性，为了让更多的儿科和影像科医师能够认识、了解这些复杂的儿童间质性肺疾病，我们组织了本院呼吸科、影像科和病理科医师，从近十年的病例中精心挑选典型病例、总结要点，并将这些宝贵的图像汇集成册。

　　本书包含了百例儿童间质性肺疾病的精选案例，并按照国际儿童间质性肺疾病常用分类方式分为 13 个章节。逐一展现了每种疾病的典型影像及病理图像，并配以简明扼要的临床、影像、病理表现及评述。内容翔实、图文并茂、重点突出，可供临床儿科医师、影像及病理专业人员、相关专业研究生作为案头参考书使用。我们期盼与全国各地儿科同行交流、分享我们的知识和经验，以利共同提高。

　　由于我们水平有限，本书疏漏及不完善之处在所难免，请各位儿科同行提出宝贵意见，以便日后修订，日臻完善。

彭　芸　刘秀云　周春菊

# 目 录

# 第一部分
# 婴幼儿间质性肺疾病

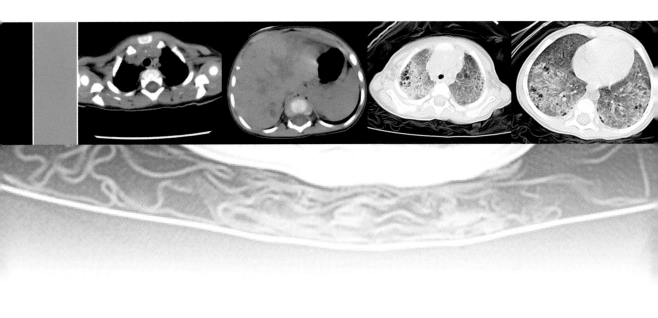

# 第一章
# 慢性新生儿肺疾病

## 支气管肺发育不良

支气管肺发育不良（bronchopulmonary dysplasia，BPD），是由多因素引起的慢性肺部疾病，在肺发育末期停滞导致肺发育不成熟的基础上，治疗诱发的氧损伤及产前和（或）出生后的弥漫性炎症反应共同作用的结果。各种因素中，肺发育不成熟与BPD关系最大，是慢性肺疾病的常见形式，也是影响早产儿预后最主要的呼吸系统疾病。

### 临床特征

主要见于出生体重低于1000g、胎龄小于26周的极不成熟早产儿，少数见于有肺部疾病、持续肺动脉高压、先天性心肺疾病、败血症、膈疝等严重畸形的患儿。呼吸窘迫综合征不是BPD的主要原发疾病。未成熟儿应用肺泡表面活性物质替代治疗后，出生仅有轻度或无肺部疾病，不需给氧，但随着日龄增加，症状逐渐加重，出现进行性呼吸困难、发绀、三凹征，呼吸支持程度逐渐增加，存在氧依赖。部分患者经过一段时间治疗后逐渐停氧；少数患儿到2岁时仍需氧支持，极其严重者可导致呼吸衰竭甚至死亡。

### HRCT征象

急性期或活动期表现为磨玻璃影，非特异性表现；囊泡影为重要诊断依据，肺下叶居多，且胸膜下多见，囊泡影累及肺叶数目越多，提示临床症状越重；晚期以索条状、网格状及胸膜下三角形致密影为主。

### 病理学特征

病理改变以肺发育停止及肺微血管发育不良为主要特征，表现为肺泡数目减少、体积增大、肺泡结构简单化，肺动脉重塑少，出现形态改变，微血管发育不良；呼吸道上皮细胞损伤少见，轻度呼吸道平滑肌增厚，肺纤维化少见。

诊断要点

- BPD 发生的重要因素为基因易感性、早产和肺发育不成熟、高氧和使用呼吸机、宫内感染和炎症反应、动脉导管未闭等。
- 随着日龄增加，症状逐渐加重，出现进行性呼吸困难、发绀、三凹征，呼吸支持程度逐渐增加，存在氧依赖。
- CT 显示磨玻璃影，囊泡影，索条状、网格状及胸膜下三角形致密影，影像学异常持续存在。
- 病理改变以肺发育停止及肺微血管发育不良为主要特征。

鉴别诊断

Wilson-Mikity 综合征。

## 病例 1

患儿，男，3 个月 22 天，反复咳嗽 20 天，气喘 4 天。

既往史：28 周早产儿，长期使用呼吸机，反复呼吸道感染，出现咳嗽、气喘、呼吸困难，须经鼻持续气道正压通气辅助呼吸（图 1-0-1）。

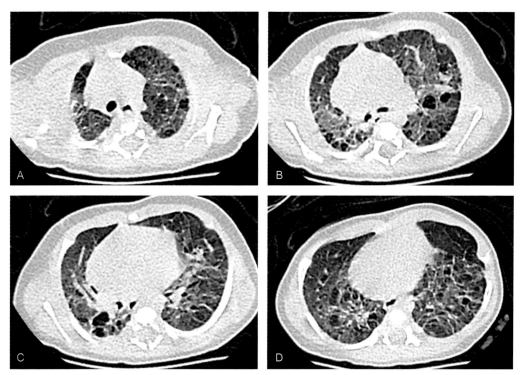

图 1-0-1 胸部 CT 检查 平扫肺窗（层厚 1.25mm）
A～D.左侧胸廓膨隆，左肺体积较对侧大，纵隔心影略右偏，肺支气管血管束增多、毛糙，肺透光度不均匀，肺内可见网格状、索条状高密度影，散在大小不等囊泡状透亮影

病例 **2**

患儿，男，6 个月 26 天，呼吸困难 1 天。

既往史：28 周早产儿，给予肺泡表面活性物质治疗 9 天，有创呼吸机辅助通气 2 个月（图 1-0-2）。

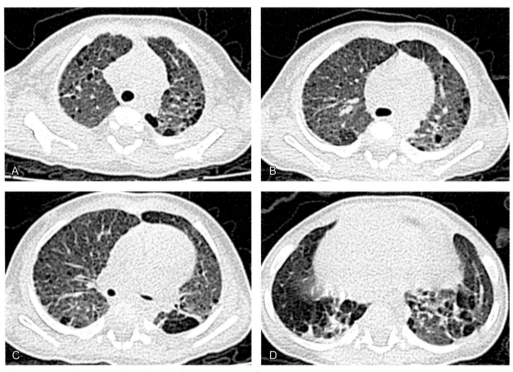

图 1-0-2 胸部 CT 检查 平扫肺窗（层厚 1.25mm）

A ～ D. 胸廓饱满，肺支气管血管束增多、毛糙，肺透光度欠均匀并部分减低，部分肺野呈轻度磨玻璃状改变，双肺可见弥漫网状影，双下肺明显索条影，右下肺胸膜三角形致密影，肺内多发大小不等囊泡状透亮影。双侧胸膜稍厚

## 结 果

支气管肺发育不良

# 婴儿神经内分泌细胞增生症

婴儿神经内分泌细胞增生症（neuroendocrine cell hyperplasia of infancy，NEHI），是儿童肺间质性疾病的一种，累及小气道，病因不明，家族性发病可能与 *NKX* 2-1 基因突变有关，糖皮质激素治疗无效，预后好。多见于足月儿，症状发生的平均年龄约为 4 个月，多于 3 ~ 8 个月发病。诊断主要依靠临床特点和影像学表现。

## 临床特征

呼吸道感染之后持续性咳嗽、气促、低氧血症或"三凹征"、肺内爆裂音；生长发育差，胃食管反流常见。肺功能检查为阻塞性通气功能障碍。

## HRCT 征象

诊断敏感度 83%，特异度 100%，肺野过度膨胀，显示多叶地图状磨玻璃影，以右肺中叶及左肺舌叶为主，或上叶及下叶的内侧为主，可见空气潴留征。

## 病理学特征

肺活检无阳性发现，免疫组化铃蟾肽染色可见细支气管及肺泡管内神经内分泌细胞增生。

## 诊断要点

- 病因不明，预后好。
- 临床特点为呼吸急促、三凹征、肺内爆裂音和低氧血症。
- CT 显示地图状磨玻璃影，以右肺中叶及左肺舌叶为主，或上叶及下叶的内侧为主。
- 免疫组化铃蟾肽染色可见神经内分泌细胞增生。
- 诊断主要依靠临床特点和影像学表现。

患儿，女，9个月，气促1个月余（图2-0-1～2-0-3）。

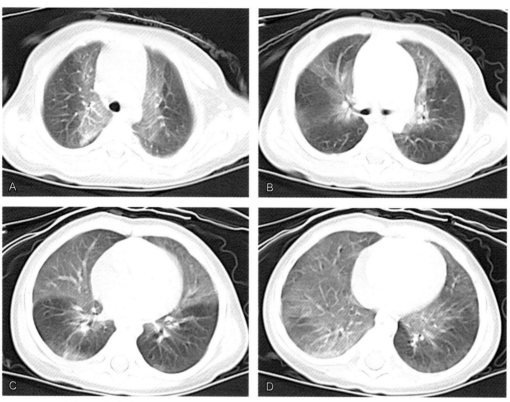

图2-0-1　胸部CT检查（2009-05-24）平扫肺窗（层厚1.25mm）
A～D.肺透光度不均匀，呈明暗相间状改变，双肺肺野内可见磨玻璃影，集中在双肺内带及肺门周围，以双肺中叶为著，心影不大

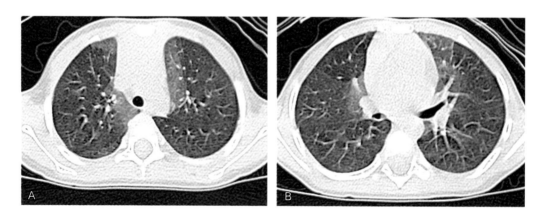

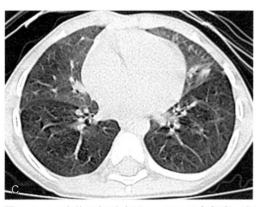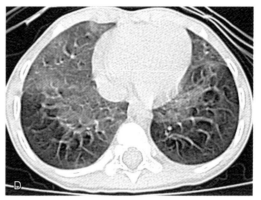

图 2-0-2 患儿 2 年后（2011-05-18）复查，胸部 CT 检查 平扫肺窗（层厚 1.25mm）
A ～ D. 双肺透光度较前次有好转，左肺舌叶及右肺中叶磨玻璃影较前次有吸收

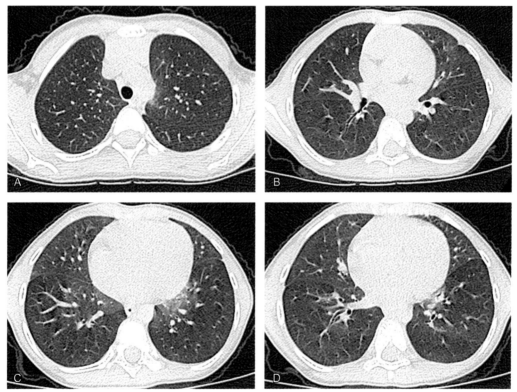

图 2-0-3 患儿 7 年后（2016-04-06）复查，胸部 CT 检查 平扫肺窗（层厚 1.25mm）
A ～ D. 双肺透光度好转，磨玻璃影已明显吸收

## 结 果

婴儿神经内分泌细胞增生症

# 第三章

# 表面活性物质代谢异常疾病

**遗传学表面活性物质功能障碍疾病**（inherited disorders of surfactant dysfunction），是由基因突变引起的表面活性物质功能障碍所致的间质性肺疾病。表面活性物质在肺泡空气界面形成一层薄膜，在每个呼气末保持低表面张力和防止肺泡塌陷。这层表面活性物质薄膜的伸展和稳定要依靠表面活性蛋白 B（SP-B）和表面活性蛋白 C（SP-C）。分泌后，表面蛋白质和脂质被呼吸道上皮细胞回收再循环利用。ATP 结合盒转运子 A3（*ABCA3*）——ABC 家族成员，主要功能是运输表面活性物质的重要脂质。这些基因突变可以引起儿童间质性肺疾病，其组织病理学表现多种多样，包括脱屑性间质性肺炎（DIP）、婴儿慢性肺泡炎（CPI）、肺泡蛋白沉积症（PAP）和非特异性间质性肺炎（NSIP）等。

## 临床特征

大多数患者早期缓慢起病，出现呼吸急促、杵状指（趾）、生长发育迟缓，部分患者早期症状轻，在 2 岁后临床症状逐步明显，才被重视而发现。SP-B 缺乏症见于足月儿，出生后不久即出现呼吸窘迫综合征，对表面活性物质替代物显示一过性反应，对激素无反应，肺移植是治疗的唯一方式。

SP-C 缺乏症可引起婴儿、儿童甚至成人的急性和慢性肺部疾病，临床表现差异较大，婴儿期可以表现为急性呼吸窘迫综合征，呼吸急促、缺氧，类似 SP-B 缺乏症，后逐渐出现低氧血症、杵状指（趾）和生长障碍。

*ABCA3* 基因突变的起病年龄为 0 ~ 4 岁，有的症状与 SP-B 缺乏的婴儿相似，在婴儿期出现不可逆的呼吸衰竭；有的处于慢性稳定状态或进展为间质性肺疾病，常见表现为咳嗽、肺内啰音、生长发育迟缓和杵状指（趾）。

## HRCT 征象

SP-B 缺乏症：弥漫小结节影，类似早产儿的肺透明膜病，显示弥漫性透光度减低和支气管充气征。

SP-C 缺乏症或 *ABCA3* 基因突变：显示为磨玻璃影伴小叶间隔增厚，可见铺路石征，类似肺泡蛋白沉积或卡氏肺囊虫感染。

## 病理学特征

SP-B 缺乏症组织学表现为肺泡蛋白沉积症或 DIP。

SP-C 缺乏症组织学表现为 NSIP、DIP、特发性纤维化、PAP 及 CPI 等。

*ABCA*3 基因突变组织学特征可有 PAP、DIP 和 NSIP。电子显微镜下见板层状小体缺乏或结构异常，即胞质内异常位置的板层小体环层肿胀，外观呈"煎蛋样"特征。

## 诊断要点

- 不同表面蛋白缺乏引起的临床表现不同，有些出生后发病，症状重，迅速进展，不可逆转至死亡。有些为临床早期缓慢起病，出现呼吸急促、杵状指（趾）、生长发育迟缓，确诊时患儿年龄较大。因此，需要及时进行基因检查确诊。
- CT 显示磨玻璃影、囊泡影、索条影、小叶间隔增厚、铺路石征。
- 病理改变多种多样：NSIP、DIP、特发性纤维化、PAP 及 CPI。

**病例 1**

患儿，男，3 岁，气促 3 年，反复呼吸道感染，生长发育迟缓，基因诊断为 *ABCA*3 复合杂合突变。

既往史：出生时因"呼吸窘迫综合征"住院治疗，予 NCPAP 辅助呼吸及药物治疗。

查体：皮下脂肪菲薄，鸡胸，杵状指（趾）（图 3-0-1，3-0-2）。

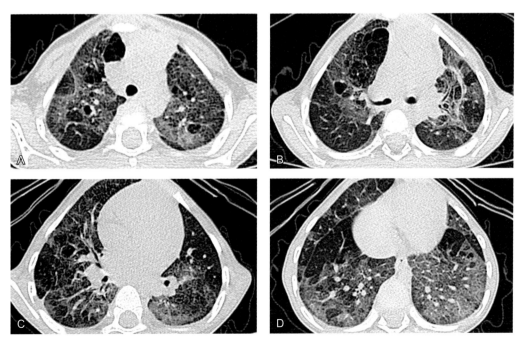

图 3-0-1 胸部 CT 检查（2016-02-26）平扫肺窗（层厚 1.25mm）

A～D. 左肺体积较右侧略小，双肺支气管血管束增多、模糊毛糙，透光度欠均匀，呈高低混杂密度影，并可见多发索条影，部分呈蜂窝样改变，肺内血管影显著。胸廓欠对称，右侧胸廓较左侧略显高，胸骨下段膨隆，鸡胸

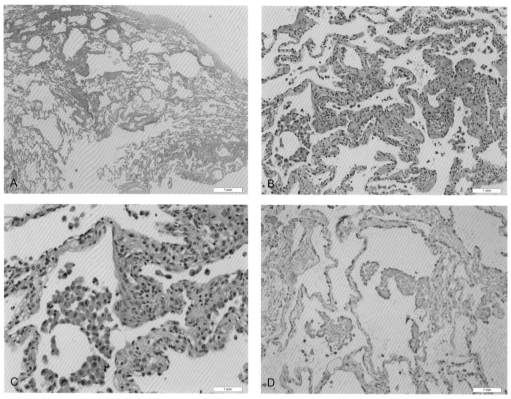

图 3-0-2　左下肺胸腔镜活检（2016-02-20）

A. HE 染色 ×10，脏胸膜增厚，肺泡腔大小不等小囊状扩张，局灶肺泡间隔增厚；B. HE 染色 ×20，肺泡间隔增厚，少量淋巴组织细胞浸润，个别肺泡腔内见脱落的肺泡巨噬细胞，局灶肌纤维细胞增生；C. HE 染色 ×40，可见肺泡Ⅱ型上皮细胞增生；D. SPB 染色 ×20，肺泡Ⅱ型上皮表面活性蛋白 B 阳性，示特异性间质性肺炎

### 病例 2

患儿，男，8 岁（2 岁内起病），气促、鸡胸 6 年余，杵状指（趾）5 年余，发现肺部囊泡样变半年（图 3-0-3 ～ 3-0-5）。

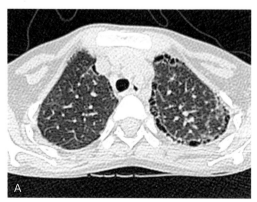
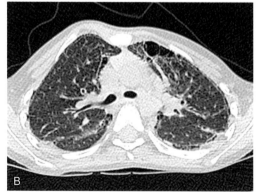

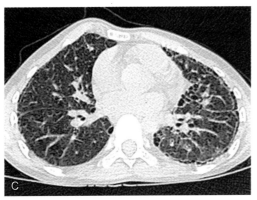
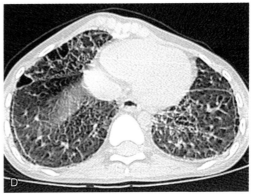

图 3-0-3 胸部 CT 检查（2016-02-29）平扫肺窗（层厚 1.25mm）

A ～ D.右侧胸廓较左侧显高，胸骨下端膨隆。肺支气管血管束增多，双肺外围肺野内可见多处网格状高密度影，胸膜下肺野内可见多处小泡样透亮区

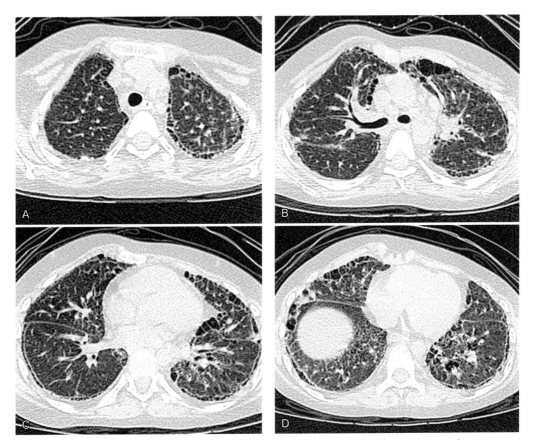

图 3-0-4 患儿 8 个月后（2016-10-28）复查，胸部 CT 检查 平扫肺窗（层厚 1.25mm）

A ～ D.肺支气管血管束增多，双肺外围肺野内可见多处网条形高密度影，肺野内胸膜下可见多处囊泡影，网格影及胸膜下囊泡影较前次有增大

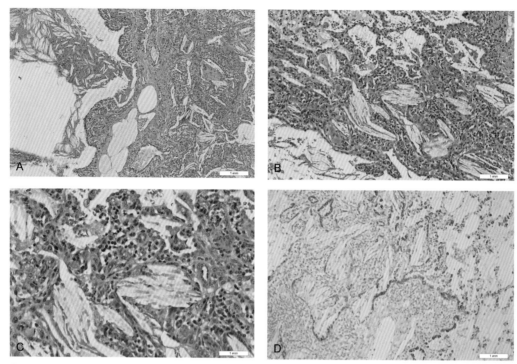

图 3-0-5　左下肺胸腔镜活检（2016-10-29）

A. HE 染色 ×10，肺泡腔扩张，肺泡腔及支气管腔内充满粉染无结构物质，肺泡间隔增宽；B. HE 染色 ×20，肺泡腔内充满粉染无结构物质，并可见胆固醇结晶及多量泡沫细胞；C. HE 染色 ×40，肺泡Ⅱ型上皮细胞明显增生，肺泡间隔明显增宽伴多量淋巴细胞、浆细胞浸润，局灶淋巴细胞聚集；D. TTF-1 染色 ×20，肺泡Ⅱ型上皮细胞增生、TTF-1 染色阳性。病理表现为内源性脂质性肺炎的特点

## 病例 **3**

患儿，女，5 个月 23 天，间断咳嗽 4 个月余。病情逐渐加重，近半个月持续 NCPAP 辅助通气（图 3-0-6，3-0-7）。

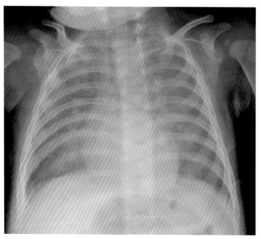

图 3-0-6　胸部 X 线平片（2016-09-18）

胸廓塌陷，双肺透光度减低，双肺内带可见模糊片影，以右侧显著

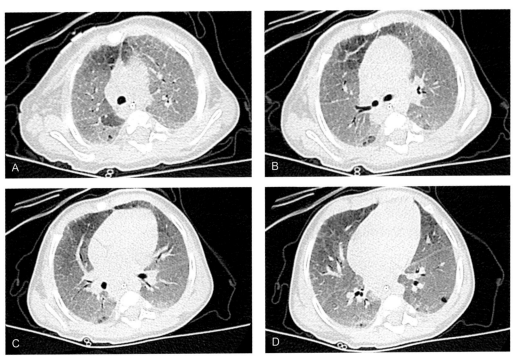

图 3-0-7 胸部 CT 检查（2016-09-26）平扫肺窗（层厚 1.25mm）

A ～ D. 双肺弥漫透光度减低，透光度欠均匀，双肺弥漫网格影及磨玻璃影，双下肺背侧散在数个小囊泡影

## 病例 4

患儿，男，2 岁 10 个月发病，4 岁 1 个月入院，指甲青紫 15 个月，咳嗽、呼吸困难 3 个月。

查体：鼻翼扇动及三凹征阳性，双手可见杵状指，双侧腹股沟扪及多枚肿大淋巴结，质软。肝肋下 2cm（图 3-0-8 ～ 3-0-10）。

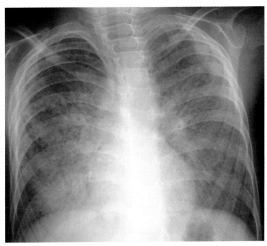

图 3-0-8 胸部 X 线平片（2009-08-04）

双肺透光度降低，呈磨玻璃状改变，可见不规则淡片影及网格影，以右侧为著。心影及右侧膈面模糊

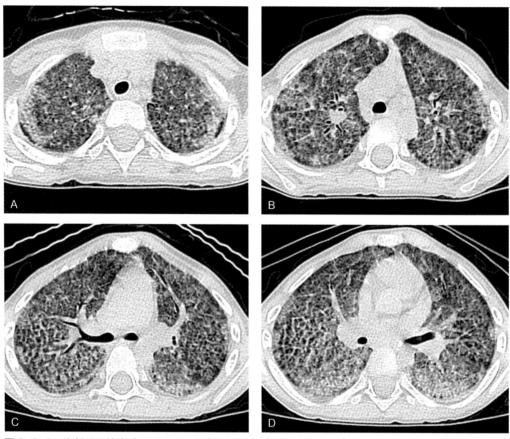

图 3-0-9　胸部 CT 检查（2009-08-05）平扫肺窗（层厚 1.25mm）

A ~ D. 双肺透光度降低，可见弥漫分布的磨玻璃影，其内可见支气管充气征。肺内弥漫小叶间隔增厚，边缘光滑，以胸膜下区域为著，可形成铺路石征

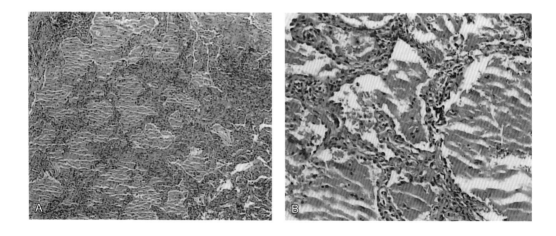

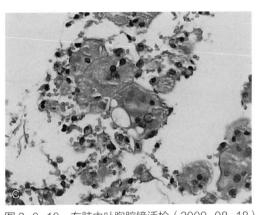
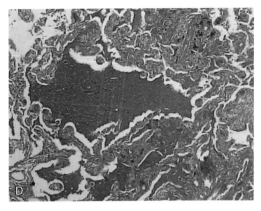

图 3-0-10 右肺中叶胸腔镜活检（2009-08-18）

A. HE 染色 ×20，肺泡腔内充满粉染的无结构物质，局部肺泡间隔增宽，灶状淋巴细胞浸润；B. HE 染色 ×40，肺泡腔内充满粉染的无结构物质，肺泡Ⅱ型上皮细胞增生；C. HE 染色 ×40，部分肺泡腔内可见吞噬脂质的泡沫细胞；D. ABPAS 染色 ×20，肺泡腔内物质阳性

## 病例 5

男，12 岁，咳嗽 3 个月，加重 1 个月。

既往史：2 岁听力下降。

体检：杵状指（趾）（图 3-0-11，3-0-12）。

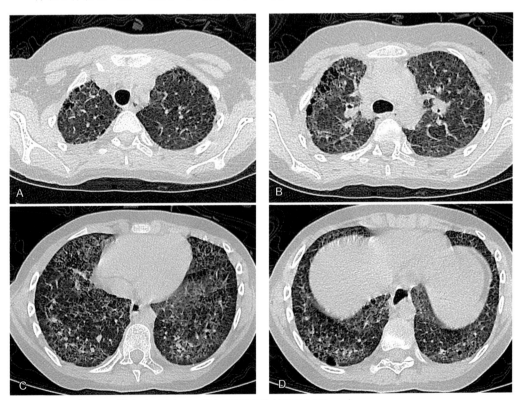

图 3-0-11 胸部 CT 检查（2012-2-17）平扫肺窗（层厚 1.25mm）

A ~ D. 肺支气管血管束增多，双肺弥漫网格影，多发小囊泡影，主要位于肺野外带及胸膜下

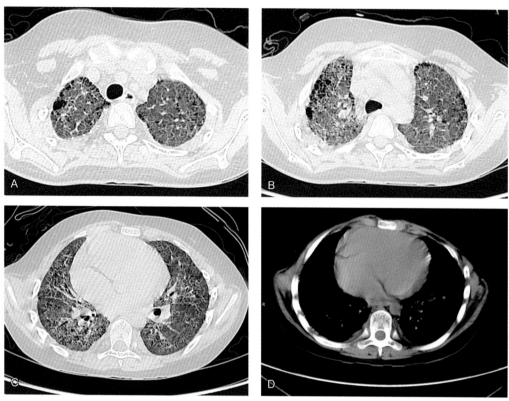

图 3-0-12　2 年后（2014-3-18）复查，胸部 CT 检查 平扫肺窗（层厚 1.25mm）（A~C）和平扫纵隔窗（D）

A ~ D.肺透亮度较前减低，心影增大，少许心包积液

病例6

　　男，3 个月，间断咳嗽 3 个月余（图 3-0-13，3-0-14）。

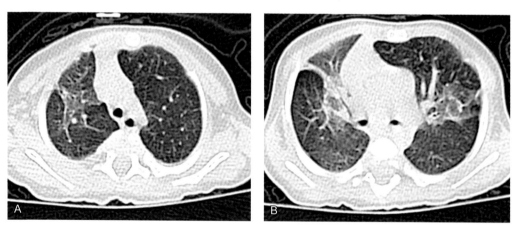

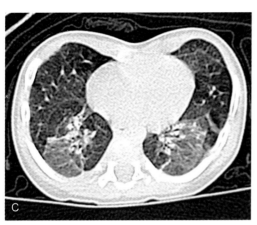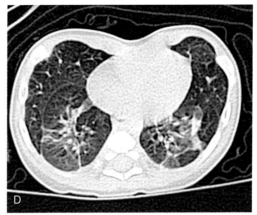

图 3-0-13 胸部 CT 检查（2013-7-12）平扫肺窗（层厚 1.25mm）

A ～ D. 胸廓饱满，肺支气管血管束增多，肺内散在磨玻璃影、片状致密影及索条影

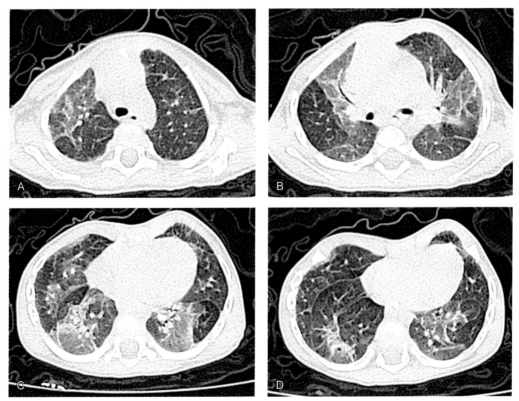

图 3-0-14 半年后（2013-12-4）复查，胸部 CT 检查 平扫肺窗（层厚 1.25mm）

A ～ D. 肺内病变较前次变化不显著

## 结 果

病例 1　*ABCA3* 基因缺陷——非特异性间质性肺炎（细胞型）

病例 2　先天性表面活性蛋白功能障碍疾病——内源性类脂性肺炎

病例 3　表面活性物质 C 的基因缺陷——肺泡蛋白沉积症

病例 4　表面活性物质 C 的基因缺陷——肺泡蛋白沉积症

病例 5　表面活性物质 C 的基因缺陷

病例 6　*ABCA3* 基因缺陷

第二部分
# 儿童间质性肺疾病

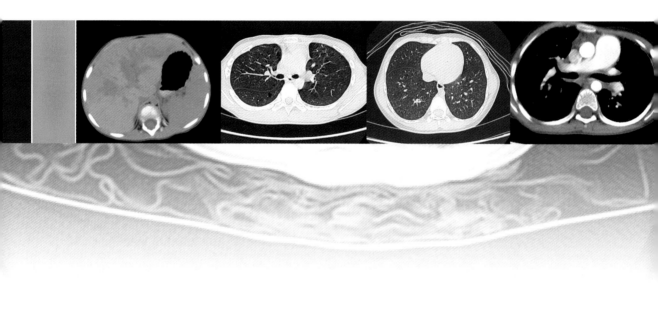

# 第四章

# 系统性疾病相关肺疾病

## 第一节　朗格汉斯细胞组织细胞增生症

**朗格汉斯细胞组织细胞增生症**（Langerhans cell histiocytosis，LCH），曾被称为嗜酸性粒细胞肉芽肿或肺组织细胞增生症 X，是以朗格汉斯细胞异常增生为特征的疾病。

### 临床特征

儿童罕见，以慢性或持续性干咳、呼吸急促、胸痛等为主要呼吸系统表现，其他包括发热、皮疹等全身症状，可以累及肺外多个系统，例如，骨质破坏伴软组织包块、肝内格林森鞘浸润、尿崩症等。

### HRCT 征象

早期：小叶中心或细支气管周围结节为主，双侧对称分布；疾病囊性进展可出现中央低密度的空洞性结节，称为"切里奥斯麦片征"。

进展期：双侧弥漫分布囊泡影，囊壁有薄有厚，厚壁囊泡可以转换为薄壁囊泡，可破裂、相互融合，囊泡形态怪异，多分布在中上肺叶，极少累及肋膈角。疾病任何时期可以并发气胸。

### 病理学特征

早期：细支气管及肺泡管周围细胞性渗出，以朗格汉斯细胞为主；结节状细胞性渗出进展为星状纤维灶或星状瘢痕。

进展期：星状瘢痕内空洞性病变或朗格汉斯细胞破坏含气间隙形成肺气肿或囊泡。

### 诊断要点

- 多合并其他系统改变，如骨、肝脏、垂体等。

- 小叶中心结节、结节内出血空洞、形态怪异小囊泡，多分布在中上肺叶，极少累及肋膈角。
- 细支气管及肺泡管周围朗格汉斯细胞浸润。

## 鉴别诊断

结节：应与结节病、肺淋巴管转移癌和肺结核相鉴别，解剖部位分布有助于鉴别，结节病累及小叶间隔和胸膜下区域，淋巴管转移癌的结节位于淋巴管周围，表现为光滑或结节状小叶间隔增厚；急性血行播散性肺结核表现为全肺均匀分布细小结节；支气管播散肺结核多为散在分布，以下叶为主，可见树芽征，同时合并肺门纵隔淋巴结肿大。

囊泡：囊性病变应与淋巴管肌瘤病、肺气肿、支气管扩张，以及特发性肺纤维化相鉴别。淋巴管肌瘤病仅见于成年女性患者；典型的小叶中心性肺气肿，肺组织破坏区域无可见壁；支气管扩张可在 CT 连续层面显示；特发性纤维化多分布在下叶，蜂窝状囊泡周围是异常肺实质，不同于 LCH 囊泡周围为正常肺实质。

### 病例 1

患儿，男，1 岁 2 个月，间断咳嗽 3 个月、发热 20 天。

查体：颈后可扪及肿大淋巴结，质软（图 4-1-1 ~ 4-1-4）。

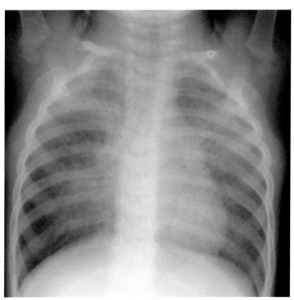

图 4-1-1 胸部 X 线平片（2005-07-31）
双肺纹理粗多、模糊，可见网格样改变，双肺内带可见片状模糊影

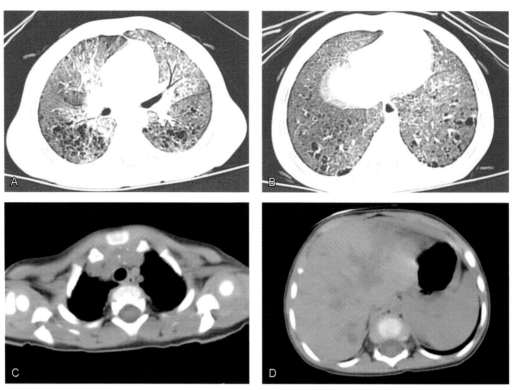

图4-1-2　胸部CT检查（2008-10-07）平扫肺窗（层厚1.25mm）（A、B）平扫纵隔窗（C）和腹部CT检查（D）

A、B.双肺透光度降低，可见弥漫结节影及囊泡状透亮区，于胸膜下区域形成蜂窝肺；C.纵隔窗可见胸腺内小点状高密度影；D.肝脏可见大片低密度区

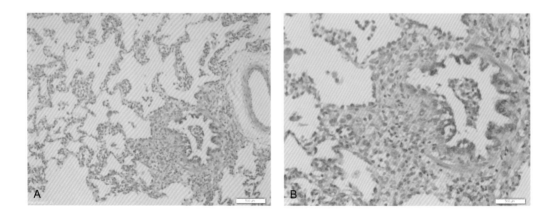

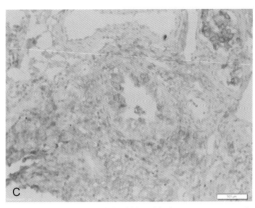
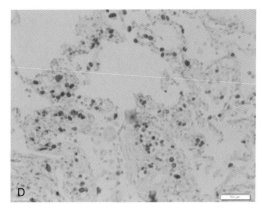

图 4-1-3 右肺上叶胸腔镜活检（2005-08-09）

A. HE 染色 ×20，小气道及肺泡间隔周围可见大量朗格汉斯细胞浸润；B. HE 染色 ×40，小气道及肺泡间隔周围可见大量朗格汉斯细胞浸润，其内可见少量嗜酸性粒细胞；C. CD1a 染色 ×20，小气道及肺泡间隔周围可见阳性的朗格汉斯细胞；D. Ki-67 染色 ×20，可见浸润的细胞增殖活跃

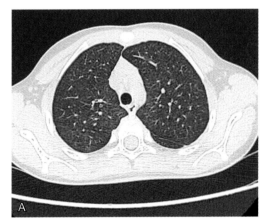
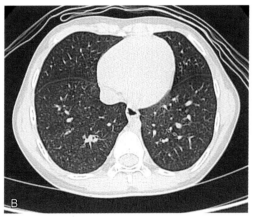

图 4-1-4 患儿 6 年后（2011-08-22）复查，胸部 CT 检查 平扫肺窗（层厚 1.25mm）

A、B. 双肺纹理增多，可见结节影，部分支气管管壁增厚，肺内病变较前次明显好转

**病例 2**

患儿，男，1 岁 5 个月，反复皮疹半年余，发热 3 个月。

查体：头面部、外耳道、躯干皮肤可见散在分布的粟粒大小棕黄色斑丘疹，有棘手感；双耳后、颌下、颈前及腹股沟可扪及肿大淋巴结；肝肋下 2.5cm，质软（图 4-1-5 ～ 4-1-8）。

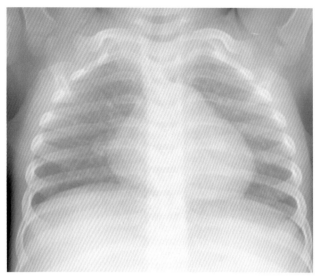

图 4-1-5　胸部 X 线平片（2006-03-22）
双肺纹理增多、模糊，未见具体片影，肺门不大，心影不大，纵隔不宽，双膈（-）

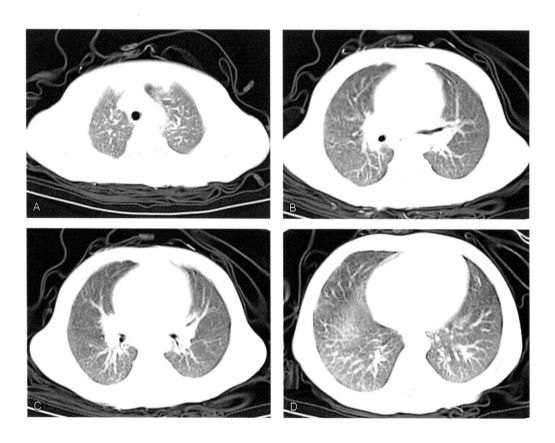

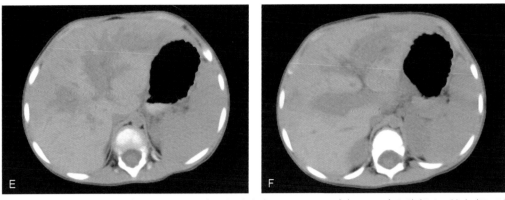

图 4-1-6　胸部 CT 检查（2006-03-23）平扫肺窗（层厚 1.25mm）（A～D）和腹部 CT 检查（E、F）
A～D. 双肺纹理增多、毛糙，见弥漫分布的小叶中心结节影，胸膜下区域可见局部小叶间隔增厚；E、F.
肝脾大，肝内可见弥漫分布的低密度区，格林森鞘增厚

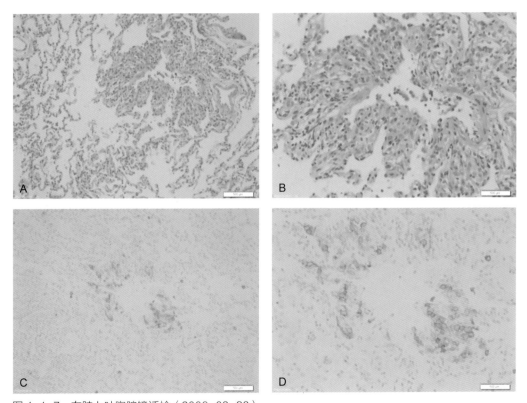

图 4-1-7　右肺上叶胸腔镜活检（2006-03-28）
A. HE 染色 ×20，小气道周围可见大量细胞浸润；B. HE 染色 ×40，小气道周围可见大量朗格汉斯细胞浸润；
C. CD1a 染色 ×20，小气道周围可见阳性的朗格汉斯细胞浸润；D. CD1a 染色 ×40，小气道周围可见阳性
的朗格汉斯细胞浸润

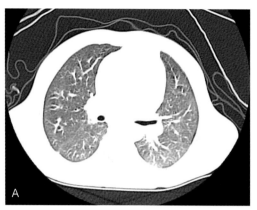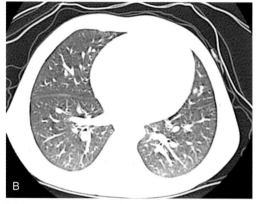

图 4-1-8 患儿 20 个月后（2007-10-20）复查，胸部 CT 检查 平扫肺窗（层厚 1.25mm）
A、B.肺内未见结节影及其他异常征象

病例 **3**

患儿，男，7 岁 7 个月，胸痛、胸闷伴呼吸困难 5 个月，发现皮疹半月余。

查体：胸前及背部可见陈旧性淡红色斑丘疹（图 4-1-9 ~ 4-1-12）。

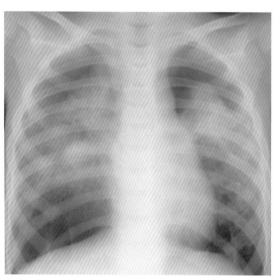

图 4-1-9 胸部 X 线平片（2006-06-25）
双侧胸腔外带无肺纹理显示，可见肺脏层表面显示，双肺向内侧肺门方向萎陷，肺组织密度不均，可见毛糙不规则索条状、网状影，心影不大，膈角锐利

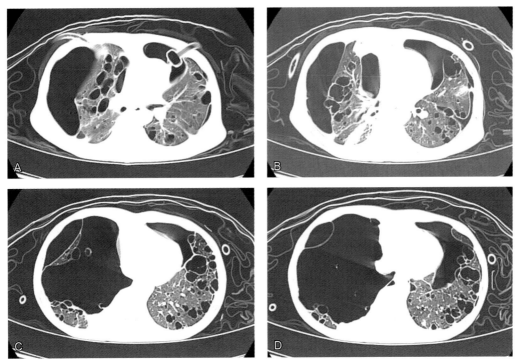

图 4-1-10 胸部 X 线平片（2006-06-25）

A ~ D. 双侧气胸，胸腔内可见引流管影。双肺可见广泛不规则囊腔形成，囊壁薄厚不均，可相互融合、破裂，肺组织受压内移形成肺不张。肺内可见散在分布的索条状高密度影

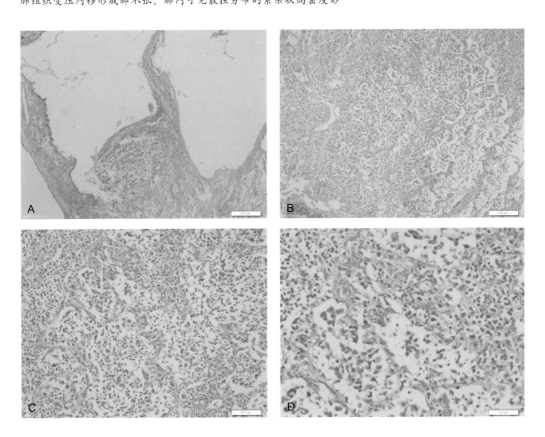

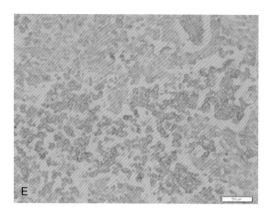

图 4-1-11　左肺下叶胸腔镜活检（2008-08-05）
A. HE 染色 ×4，气道及肺泡间隔朗格汉斯细胞散在及结节状浸润，囊泡形成；B. HE 染色 ×10，肺泡腔内及肺泡间隔可见大量朗格汉斯细胞浸润；C. HE 染色 ×20，肺泡腔及肺泡间隔内可见朗格汉斯细胞浸润；D. HE 染色 ×40，肺泡腔及肺泡间隔内可见朗格汉斯细胞浸润；E. CD1a 染色 ×40，肺泡腔内可见 CD1a 阳性的朗格汉斯细胞浸润

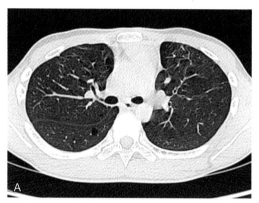
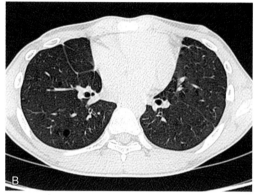

图 4-1-12　患儿 7 年后（2013-07-25）复查，胸部 CT 检查 平扫肺窗（层厚 1.25mm）
A、B. 双肺可见散在网织样、小结节样及索条样改变，散在薄壁或无壁气腔，胸膜下区域局部小叶间隔增厚

## 病例 4

患儿，男，1 岁，皮疹 6 个月，发热 15 天，咳喘 7 天（图 4-1-13）。

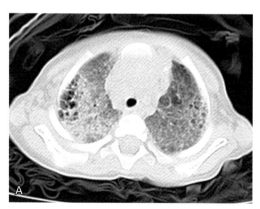
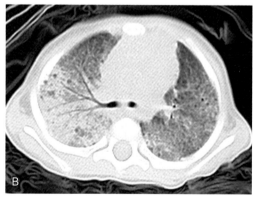

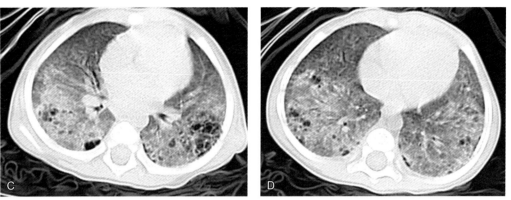

图4-1-13 胸部CT检查（2015-02-11）平扫肺窗（层厚1.25mm）
A～D.双肺透光度略低，弥漫小结节及磨玻璃影，支气管充气征明显，实变内多发不规则小囊泡影

患儿，男，5个月，间断进食后气促3个月余，发热20天（图4-1-14）。

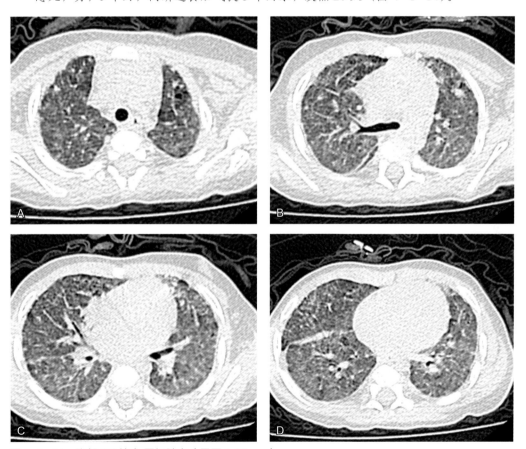

图4-1-14 胸部CT检查 平扫肺窗（层厚1.25mm）
A～D.肺支气管血管束增多、毛糙，透光度减低，双肺内见弥漫性小结节样、小索条样及点状密度增高影，并支气管腔显著及多发小泡状影，双肺胸膜下见少许低密度影，双侧叶间胸膜不均匀增厚，以右侧为著

病例 **6**

患儿，男，3 个月 25 天，反复皮疹 2 个月，咳嗽 10 天，逐渐加重（图 4-1-15 ～ 4-1-17）。

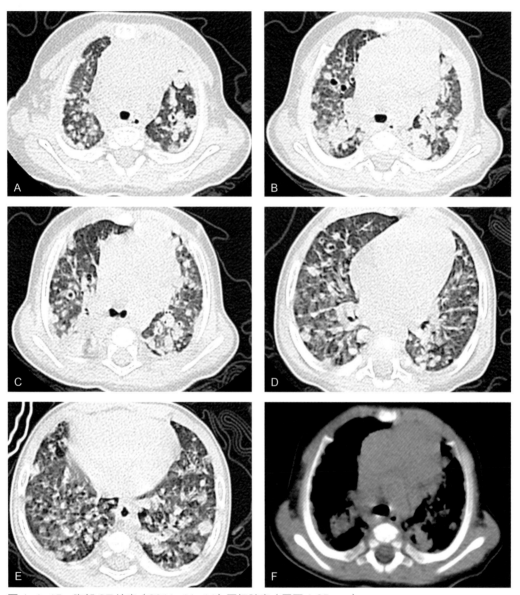

图 4-1-15　胸部 CT 检查（2011-11-14）平扫肺窗（层厚 1.25mm）

A ～ E. 肺透光度均匀，双肺弥漫性分布大小不等、密度稍欠均的结节影，部分病灶融合，部分结节内见小囊泡影；F. 双侧肺门区、纵隔大血管旁、气管支气管旁和食管旁可见软组织增厚，双侧胸膜可见不规则限局性增厚

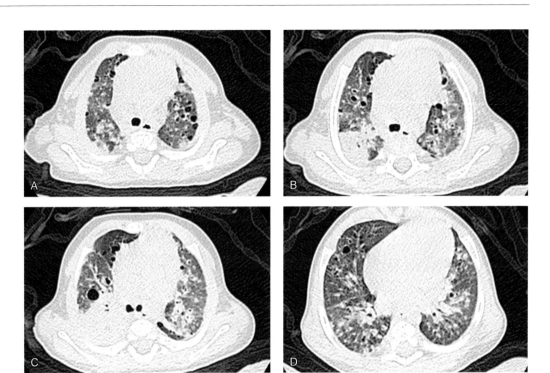

图 4-1-16　患儿半个月后复查（2011-11-29），胸部 CT 检查 平扫肺窗（层厚 1.25mm）
A ～ D. 肺血管纹理增多，肺透光度欠均匀，右肺上叶后段及左下肺后段肺野内可见实变样高密度病灶，内可见支气管充气征，左肺舌叶可见小絮状影，双肺散在分布结节影内出现更多囊泡影

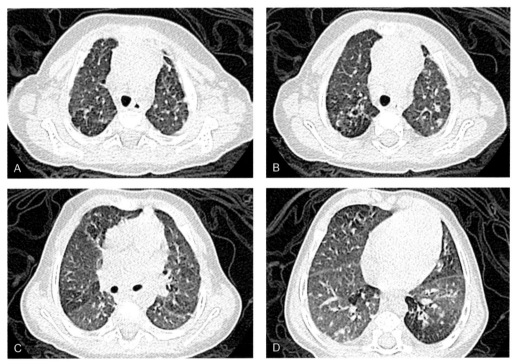

图 4-1-17　患儿治疗后复查（2012-03-09），胸部 CT 检查 平扫肺窗（层厚 1.25mm）
A ～ D. 肺透光度欠均匀，肺内结节及囊泡较前次缩小、减少

**结 果**

朗格汉斯细胞组织细胞增生症

# 第二节　结缔组织病相关间质性肺疾病

结缔组织病相关间质性肺疾病（connective tissue disease associated interstitial lung disease，CTD-ILD），结缔组织病是一组自身免疫性疾病，其特点为结缔组织的慢性炎症、小血管炎及组织损伤。结缔组织病包括许多类型，可以累及多个器官，肺部因含有丰富的血管和胶原纤维等结缔组织，而成为最易受累的靶器官之一。结缔组织病引起的肺损害可以出现多种表现，以肺间质病变最为常见。

## 临床特征

系统性红斑狼疮：发热、咳嗽、胸闷、胸痛、呼吸困难、活动后气促、罕见咯血。

幼年类风湿关节炎：咳嗽、咳痰、不同程度的胸闷、气短，进行性呼吸困难，发绀、杵状指（趾）。

皮肌炎：疲乏、无力、发热、咳嗽、活动后气促、进行性呼吸困难。

## HRCT 征象

系统性红斑狼疮：胸膜炎伴胸腔积液；狼疮性肺炎；间质性肺炎和间质纤维化；肺泡出血；肺动脉高压；闭塞性细支气管炎伴机化性肺炎。

幼年类风湿关节炎：胸膜炎伴胸腔积液、中下肺叶呈弥漫磨玻璃影、实变影，可伴有胸腔积液；网状影、牵拉性支气管扩张、蜂窝肺。并可有小气道病变，支气管壁增厚，小叶中心结节。

皮肌炎：双下肺磨玻璃影、实变影，弥漫线条状和网状结节影，以胸膜下为著。重症者可有网状影、蜂窝状影。

## 病理学特征

系统性红斑狼疮：小动脉炎和结缔组织慢性炎症。

幼年类风湿关节炎：淋巴细胞聚集在气道、胸膜，表现为非特异性间质肺炎、闭塞性细支气管炎伴机化性肺炎、偶有弥漫性肺泡损伤及普通型间质性肺炎。

皮肌炎：可分为四种类型。闭塞性细支气管炎伴机化性肺炎；间质性肺纤维化；弥漫性肺泡损伤；细胞间质性肺炎。

## 诊断要点

■ 熟悉理解原发病。

■ 肺部 CT 出现各种各样间质改变，排除肺内感染及恶性病变。

■ 病理改变无特异性。

患儿，男，4 岁，诊断幼年类风湿 2 年余，肺部间质改变 1 年（图 4-2-1 ～ 4-2-3）。

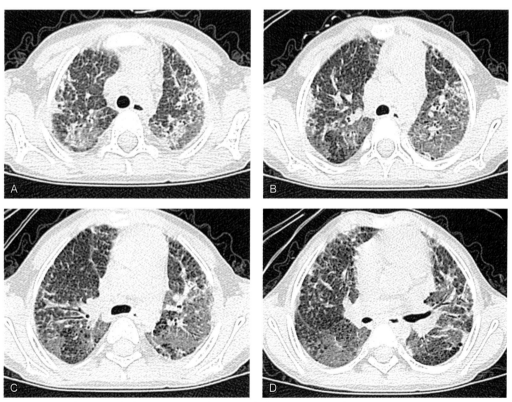

图 4-2-1　胸部 CT 检查（2015-10-10）平扫肺窗（层厚 1.25mm）

A ～ D. 双肺透光度欠均匀，散在斑片影磨玻璃影，可见斑点及索条影，牵拉性支气管扩张，肺门不大，气管居中，心影不大，双侧胸膜略厚

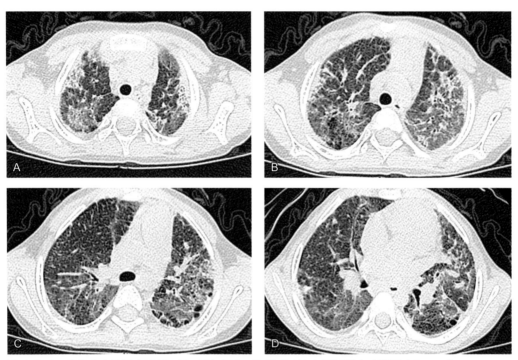

图 4-2-2　患儿 5 个月后（2016-03-13）复查，胸部 CT 检查 平扫肺窗（层厚 1.25mm）

A ～ D. 双肺弥漫磨玻璃影、网格影及索条影，牵拉性支气管扩张，左肺叶胸膜下出现多发囊泡影，较前次进展

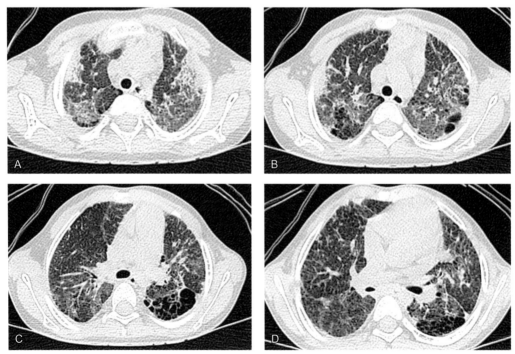

图 4-2-3　患儿 10 个月后（2016-08-21）复查，胸部 CT 检查 平扫肺窗（层厚 1.25mm）

A ～ D. 双肺弥漫磨玻璃影、网格影及索条影，牵拉性支气管扩张，以管腔为著，实变影较前次有吸收，左下肺胸膜下肺大泡较前次明显

**病例 2**

患儿，男，3岁10个月，反复发热2个月余，咳嗽半个月，抽搐2次。

查体：左侧颊部红色皮疹，面部可见毛细血管扩张。右膝关节软组织肿胀（图4-2-4，
4-2-5）。

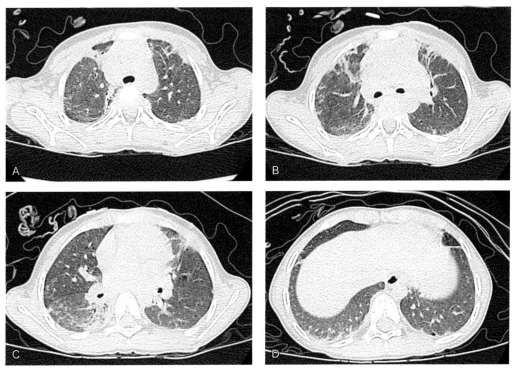

图4-2-4　胸部CT检查（2016-10-12）平扫肺窗（层厚1.25mm）
A～D. 肺支气管血管束增多，肺透光度略低，双肺各叶外围肺野内可见小絮状高密度病灶及索条影，以
胸膜下为著，肺门区未见明显病灶，心影正常。气管及隆突形态、位置正常，大血管形态、位置正常，纵
隔内未见肿大淋巴结

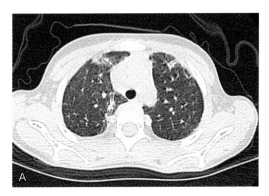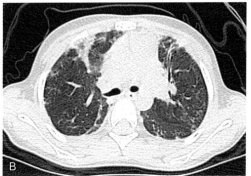

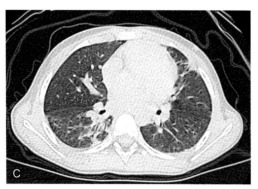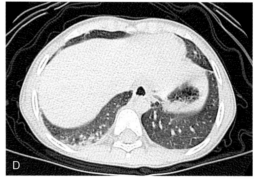

图 4-2-5　患儿治疗后（2016-11-16）复查，胸部 CT 检查 平扫肺窗（层厚 1.25mm）
A ～ D. 肺支气管血管束增多，肺透光度较前次有好转，双肺各叶外围肺野内可见小絮状高密度病灶及索条影，以胸膜下为著，病灶边缘较前锐利

**病例 3**

患儿，男，6 岁 4 个月，活动后咳嗽、乏力、气促 3 年，加重伴发热 1 周。

查体：双肺可闻及喘鸣音及痰鸣音，以左肺为著。双手可见杵状指（图 4-2-6 ～ 4-2-9）。

实验室检查：抗核抗体 1 ∶ 40，类风湿因子 1 ∶ 2800。

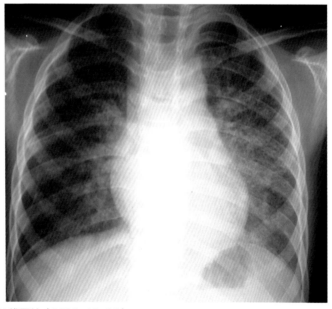

图 4-2-6　胸部 X 线平片（2008-10-09）
双肺纹理增多，可见弥漫网状影，双下肺可见斑片影，叶间裂增厚

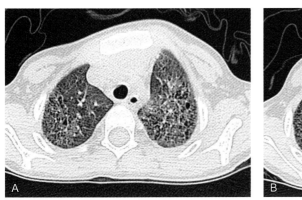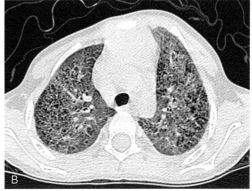

图 4-2-7 胸部 CT 检查（2008-10-07）平扫肺窗（层厚 1.25mm）

A、B.胸廓前后径增大，双肺纹理增多，可见弥漫囊泡影，于胸膜下区域形成蜂窝肺；弥漫小叶间隔增厚，以中外带为著，右侧斜裂增厚

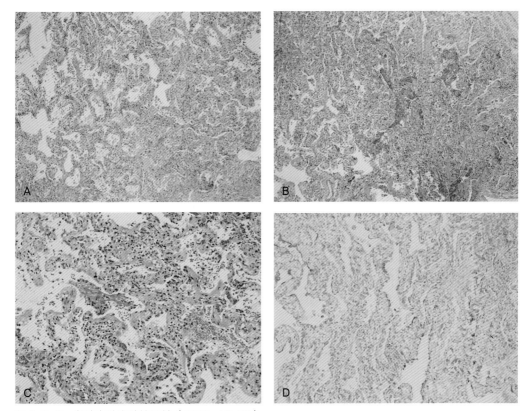

图 4-2-8 右肺中叶胸腔镜活检（2008-10-29）

A. HE 染色 ×10，肺泡间隔增宽，间隔内多量淋巴、组织细胞浸润局灶纤维细胞增生；B. HE 染色 ×10，部分肺泡腔内可见出血及脱落的肺泡巨噬细胞；C. HE 染色 ×20，图 A 的局部高倍图像，肺泡间隔增宽，间隔内淋巴细胞浸润，局灶纤维细胞增生，肺泡腔内可见出血及少量巨噬细胞；D. CK 染色 ×20；肺泡 Ⅱ 型上皮细胞增生

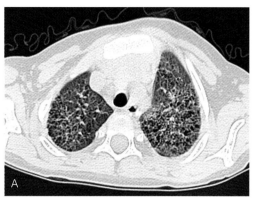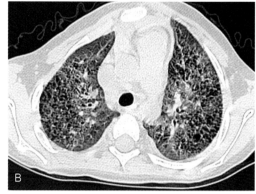

图 4-2-9　患儿 6 个月后（2009-03-07）复查，胸部 CT 检查 平扫肺窗（层厚 1.25mm）
A、B. 胸廓前后径增大，双肺广泛呈蜂窝状改变，散在磨玻璃样及索条状高密度影，病变较前次变化不明显

## 结　果

病例 1　幼年类风湿肺损伤
病例 2　皮肌炎肺损伤
病例 3　结缔组织病相关间质性肺疾病

## 第三节　内源性脂质性肺炎

**内源性脂质性肺炎**（endogenous lipoid pneumonia，ELP），排除吸入脂质因素后，由于肺泡损伤使得正常存在于肺组织内的脂质溢出至肺泡腔及肺泡壁内，脂质累积导致的间质性肺炎。

### 临床特征

病因不明，临床多因原发病因而异，如恶性肿瘤、感染、*ABCA*3 基因突变等。

### HRCT 征象

肿瘤患儿可见实变影、支气管扩张等阻塞性肺炎征象；*ABCA*3 基因突变患儿以弥漫或片状分布的磨玻璃影、外周小叶间隔增厚为主要表现；病程较长患儿可见小叶间隔增厚、囊泡影等纤维化征象。

## 病理学特征

胆固醇结晶及含脂质的泡沫细胞聚集于肺泡腔内，肺泡间隔增宽、炎细胞浸润；胆固醇脂质长期沉积于肺内可致纤维化。

## 诊断要点

- 病因不明，临床多因原发病因而异。
- 阻塞性肺炎改变，磨玻璃影、小叶间隔增厚，囊泡影等纤维化征象。
- 充满脂质的巨噬细胞。

## 鉴别诊断

机化性肺炎、肿瘤、真菌肺炎等。

### 病例 1

患儿，男，5 岁 11 个月，间断咳嗽 5 年 5 个月余。

查体：重度杵状指（趾）（图 4-3-1 ~ 4-3-5）。

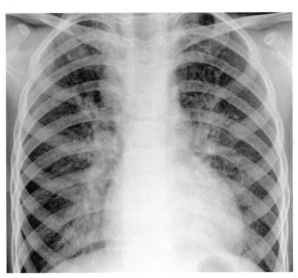

图 4-3-1　胸部 X 线平片（2008-11-03）
双肺纹理粗多、毛糙，右下肺内带可见斑片状阴影

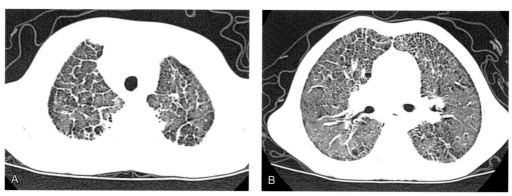

图 4-3-2　胸部 CT 检查（2008-11-06）平扫肺窗（层厚 1.25mm）

A、B. 双肺弥漫小叶间隔增厚，呈不规则状，形成网格影。肺内可见散在小囊泡影，以胸膜下分布为主

患儿 3 年 7 个月后再次入院，查体同前，行肺活检术（图 4-3-3）。

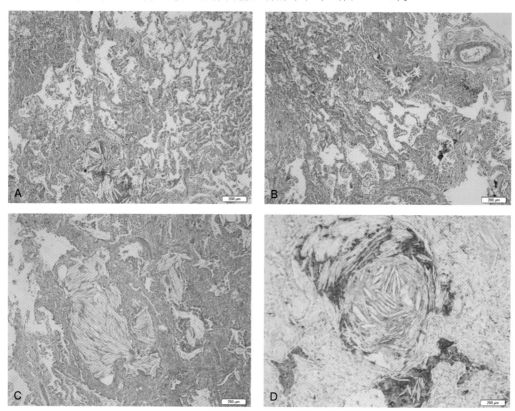

图 4-3-3　右肺上叶胸腔镜活检（2012-05-03）

A. HE 染色 ×10，肺泡腔内出血，局部可见结晶物质。肺泡间隔增宽，淋巴细胞浸润；B. HE 染色 ×10，肺泡腔内出血，可见少量脱落细胞，肺泡间隔增宽，淋巴细胞浸润、局灶聚集，轻度纤维组织增生；C. HE 染色 ×20，肺泡腔内脂质沉积，裂隙状结晶形成；D. CD68 染色 ×20，肺泡腔内吞噬细胞及脂质物质，裂隙状结晶形成

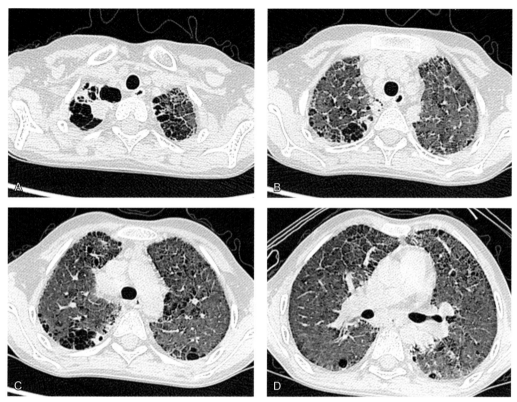

图 4-3-4　患儿治疗后第一次复查（2012-06-19），胸部 CT 检查 平扫肺窗（层厚 1.25mm）
A ～ D. 双肺可见广泛分布大小不等的囊泡影，以双上肺胸膜下区域为著，余肺野内散在分布。可见弥漫小叶间隔增厚，呈不规则状

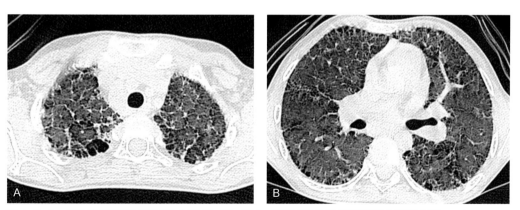

图 4-3-5　患儿治疗后第二次复查（2013-07-07），胸部 CT 检查 平扫肺窗（层厚 1.25mm）
A、B. 双肺弥漫囊泡影及小叶间隔增厚，病变较前次变化不显著

病例 2

患儿，男，6岁3个月，间断咳嗽有痰1年余。

查体：双手可见杵状指（图4-3-6～4-3-9）。

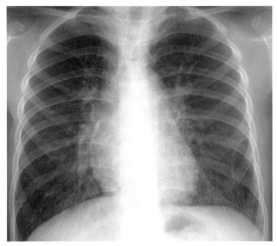

图4-3-6　胸部X线平片（2009-11-21）
双肺纹理粗多、模糊，弥漫分布网格状影，以双下肺为著，左下胸壁内侧见多个聚集囊泡状透亮区

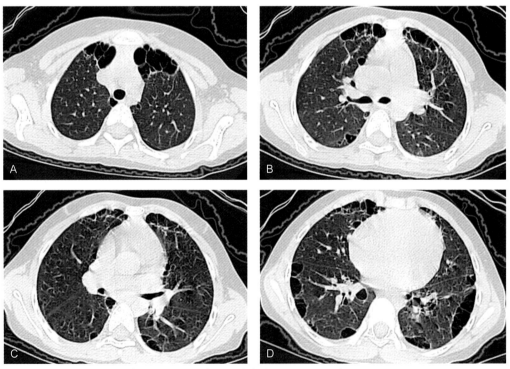

图4-3-7　胸部CT检查（2009-11-23）平扫肺窗（层厚1.25mm）
A～D.双肺可见弥漫囊泡影，以胸膜下及肺门旁为著，部分囊泡相互融合；可见散在细线状小叶间隔增厚

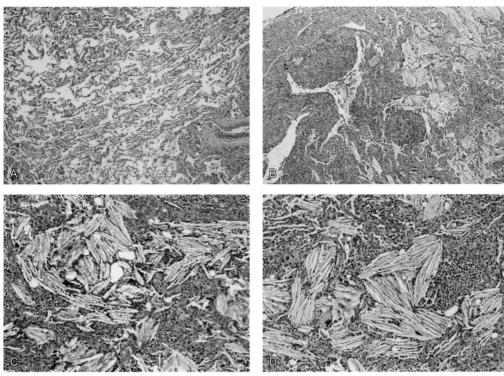

图 4-3-8 右肺上叶胸腔镜活检（2009-12-23）

A. HE 染色 ×10，部分区域肺组织无明显变化。B. HE 染色 ×10，部分区域肺泡间隔增宽，淋巴组织增生，淋巴滤泡形成。肺泡腔内充满无色脂质物质。C. HE 染色 ×20，肺泡间隔增宽，淋巴组织增生，淋巴滤泡形成。肺泡腔内可见多量无色脂质物质，结晶形成。D. HE 染色 ×20，肺泡间隔增宽，淋巴组织增生，淋巴滤泡形成。肺泡腔内可见多量无色脂质物质，结晶形成

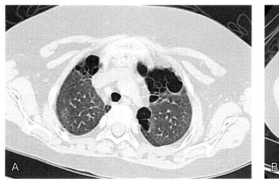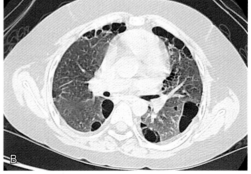

图 4-3-9 患儿治疗后复查（2010-06-03），胸部 CT 检查 平扫肺窗（层厚 1.25mm）

A、B. 双肺野内可见多发类圆形薄壁囊泡状透亮影，以肺门周围及胸膜下为著，部分病灶融合，病变较前次有所进展

📎 **病例 3**

患儿，男，12 岁 9 个月，运动后咳嗽伴气促 10 年余，加重 2 年余。

查体：呼吸急促，轻度三凹征，口唇及指（趾）端稍发绀，可见杵状指（趾）。心脏彩超：提示肺动脉高压（轻度）。

肺功能：重度混合性通气功能障碍（图 4-3-10 ~ 4-3-12）。

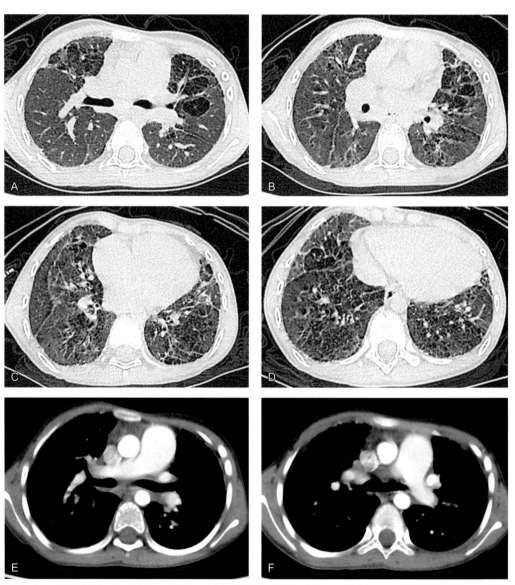

图 4-3-10　胸部 CT 检查（2016-09-01）平扫肺窗（层厚 1.25mm）（A ~ D）和胸部增强 CT 检查增强纵隔窗（E、F）

A ~ D. 右侧胸廓饱满，双肺支气管血管束增多、紊乱，双肺透光度减低，双肺广泛分布小囊腔，主要分布在双下肺，余散在分布在双上肺野、两侧胸壁胸膜下、肺内支气管走行边缘，双肺多发索条样致密影，以囊腔聚集区为主，双下肺明显，两侧胸壁胸膜影稍厚；E、F. 肺动脉增粗，肺动脉主干宽径 32.3mm，右侧肺动脉宽径 17.8mm，左侧肺动脉宽径 14.5mm

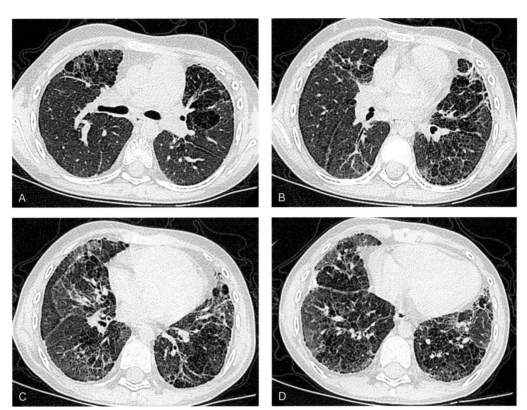

图 4-3-11 患儿 1 个月后（2016-10-15）复查，胸部 CT 检查 平扫肺窗（层厚 1.25mm）

A～D. 双肺支气管血管束增多、紊乱，双肺透光度减低，双肺广泛索条影、网格影并小囊腔影，双下肺为著，囊腔影分布于肺野内，较前次变化不显著

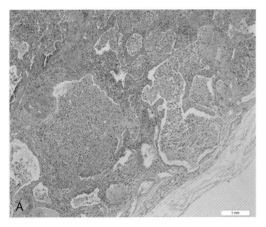

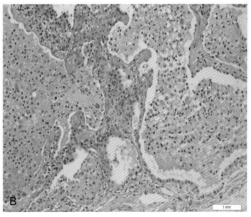

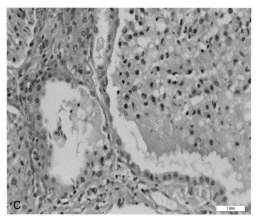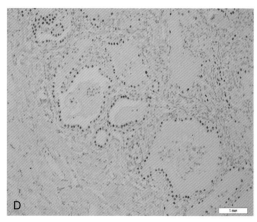

图 4-3-12　右肺下叶胸腔镜活检（2016-10-16）

A. HE 染色 ×10，肺泡腔扩张，腔内充满泡沫状组织细胞，肺泡间隔增宽；B. HE 染色 ×20，肺泡间隔增宽伴多量淋巴细胞、组织细胞浸润，肺泡腔内充满泡沫状组织细胞，并见粉染无结构物质；C. HE 染色 ×40，肺泡间隔增宽，局灶纤维组织增生，伴多量淋巴细胞、浆细胞浸润，肺泡Ⅱ型上皮细胞增生；D. TTF-1 染色 ×20，肺泡Ⅱ型上皮细胞增生，TTF-1 染色阳性

## 结　果

内源性脂质性肺炎

# 第四节　抗中性粒细胞胞质抗体相关血管炎

弥漫性肺泡出血可以由血管畸形、自身免疫性疾病如抗中性粒细胞胞质抗体（anti-neutroohil cytoolasmic antibody，ANCA）相关血管炎、系统性红斑狼疮等所致。ANCA 相关血管炎如以小血管壁炎症坏死为特征，是与 ANCA 密切相关的自身免疫性疾病。诱因较复杂，可能与遗传、环境、感染、药物等因素有关，累及全身小血管，可造成全身多脏器受损伤，最常受累的部位为肺和肾。

## 临床特征

无特异性，肺部受累的表现为发热、咳嗽、呼吸困难，伴有咯血。

## HRCT 征象

（1）肺泡病变：散在磨玻璃影、实变影、空气潴留。

（2）肺间质病变：小叶间隔增厚并交织成网状改变，分布对称，偏中下肺叶，偏外后。

（3）结节改变：多邻近胸膜下。

（4）胸膜增厚。

（5）肺纤维化改变：如支气管扩张。

## 病理学特征

病理上主要表现为白细胞浸润血管壁以及血管壁的坏死性改变，典型病理学表现为小血管壁炎症及纤维素样坏死。

## 诊断要点

- ANCA 阳性。
- 临床多系统受累，肺部临床表现为咳嗽、咳痰、呼吸困难、咯血等。
- CT 显示肺内磨玻璃影、实变影、结节影、肺中下野小叶间隔增厚并交织成网状。
- 病理显示小血管壁炎症及纤维素样坏死。

## 鉴别诊断

肺炎。

### 病例 1

患儿，女，8 岁 7 个月，面色苍白、头晕 1 年 11 个月余，间断痰中带血丝半年余。查体：肝肋下 2cm，余无阳性体征（图 4-4-1 ～ 4-4-8）。

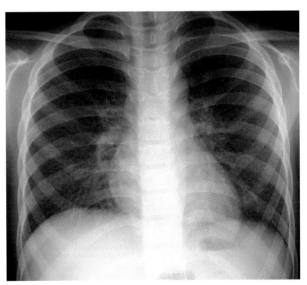

图 4-4-1 胸部 X 线平片（2007-04-10）
双肺透光度降低，呈磨玻璃状，弥漫分布结节影

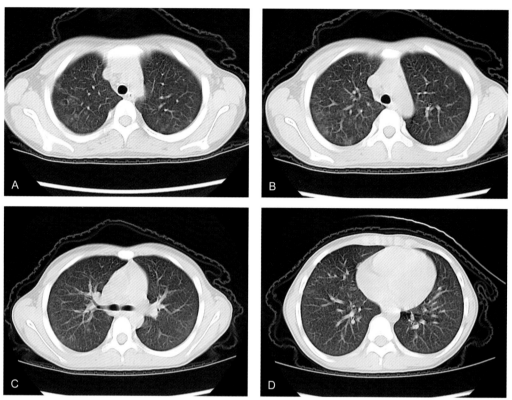

图 4-4-2　胸部 CT 检查（2007-04-11）平扫肺窗（层厚 1.25mm）

A ~ D. 双肺纹理明显增多，弥漫分布的结节影。双上肺可见散在分布小片状磨玻璃影，多与肺内血管伴行。双下肺可见胸膜下区域小叶间隔增厚。叶间裂明显

　　患儿出现右侧肢体无力及跛行。

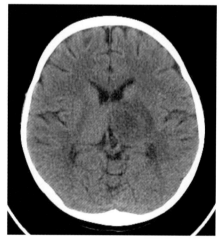

图 4-4-3　头颅 CT 检查（2007-04-25）

左侧基底节区可见类圆形低密度灶，CT 值 12 ~ 19HU，考虑为脑梗死

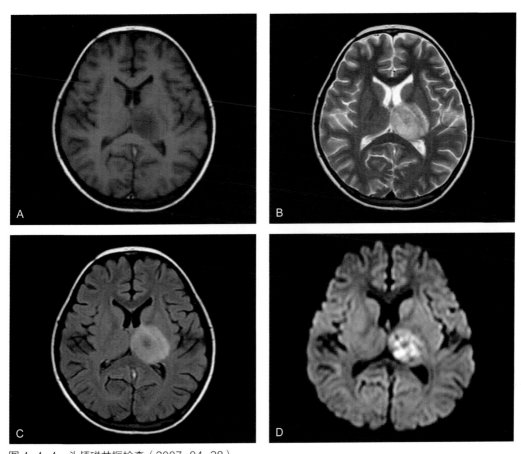

图4-4-4 头颅磁共振检查（2007-04-28）

A～D. 分别为 $T_1WI$、$T_2WI$、FLAIR、DWI。左侧丘脑、内囊后肢肿胀，呈长 $T_1$、长 $T_2$ 信号影，FLAIR 像上呈高信号，DWI 呈不均匀高信号，部分弥漫受限

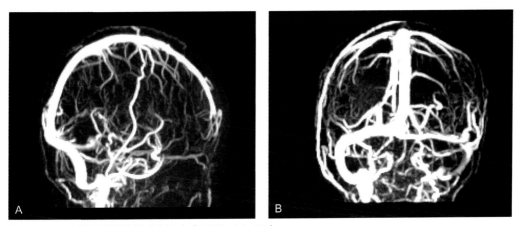

图4-4-5 头颅磁共振静脉成像检查（2007-05-08）

A、B. 后颅凹见纤曲血管影，双侧大脑内静脉、大脑大静脉、直窦未见明确显示，考虑静脉窦血栓形成可能。左侧横窦、乙状窦较对侧细，信号强度减低，左颈内静脉显示欠清

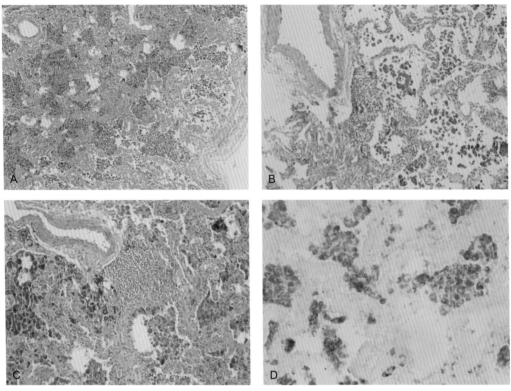

图 4-4-6　右肺上叶胸腔镜活检（2007-05-22）

A. HE 染色 ×10，肺泡腔内充满吞噬棕色颗粒的吞噬细胞；B. HE 染色 ×20，局部肺泡间隔增宽，小血管周围可见淋巴细胞浸润；C. HE 染色 ×20，小气道上皮破坏，小气道及肺泡腔内均可见吞噬棕色颗粒的吞噬细胞，气道旁可见小血管壁破坏，周围大量淋巴细胞浸润；D. 含铁血黄素染色 ×40，肺泡腔内可见大量含铁血黄素染色阳性细胞

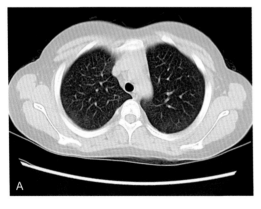

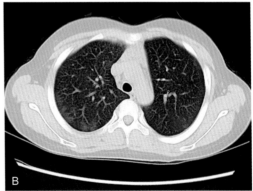

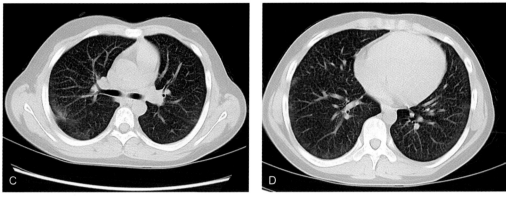

图 4-4-7 患儿 3 年后（2010-06-08）复查，胸部 CT 检查 平扫肺窗（层厚 1.25mm）
A ~ D. 双肺纹理明显增多，弥漫分布的结节影，双肺外带可见散在磨玻璃影，小叶间隔及叶间裂增厚，病变较前次无明显好转

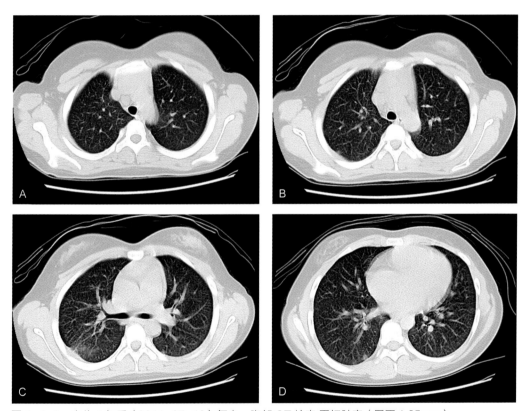

图 4-4-8 患儿 4 年后（2011-07-13）复查，胸部 CT 检查 平扫肺窗（层厚 1.25mm）
A ~ D. 肺内病变与前次大致相同

患儿，女，11 岁 8 个月，慢性肾疾病 V 期，发热 1 天，咯血 2 次，伴呼吸困难 7 小时（图 4-4-9）。

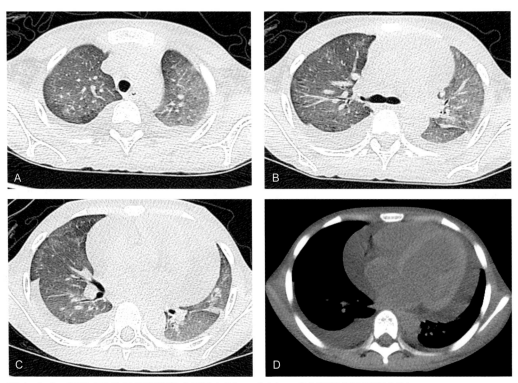

图 4-4-9 胸部 CT 检查 平扫肺窗（层厚 1.25mm）（A～C）和平扫纵隔窗（D）
A～C. 肺支气管血管束增多，肺透光度不均匀减低，两侧肺野内广泛分布磨玻璃样稍高密度影，肺门区未见明显病灶。D. 心影增大，沿心包可见带状液性密度影；双侧后胸壁内侧可见新月形稍高密度影

患儿，女，6 岁，间断咯血 3 个月余。现血尿，血 C-ANCA 升高（图 4-4-10）。

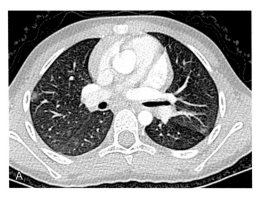
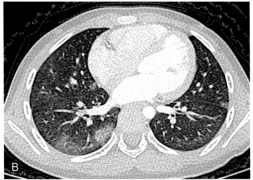

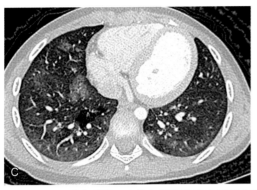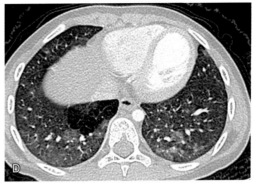

图 4-4-10　胸部增强 CT 检查 平扫肺窗（层厚 1.25mm）

A～D. 肺支气管血管束增多，肺透光度不均匀，两侧中下肺野内散在斑片状磨玻璃影，右下肺局限性片状透光度增高影

## 结　果

病例 1　自身免疫性疾病相关的弥漫性肺泡出血

病例 2　ANCA 相关血管炎

病例 3　ANCA 相关血管炎

# 第五章
# 免疫正常者的间质性肺疾病

## 第一节　沙眼衣原体肺炎

沙眼衣原体肺炎（chlamydial pneumonia，CP），是由沙眼衣原体引起的肺部炎症。是人类沙眼和生殖系统感染的主要病原体，偶可引起新生儿的肺部感染。在新生儿期感染性肺炎中，衣原体感染不是新生儿肺炎的常见致病原因，发病率居于细菌、病毒感染之后。红霉素治疗有效。

### 临床特征

主要见于出生后 2～12 周新生儿及小于 6 个月的婴儿。起病隐匿，大多数无发热，表现为鼻腔黏液分泌物和闭塞，随后发展为刺激性咳嗽。肺部听诊可闻及中、细湿啰音，喘鸣音不常见。

### HRCT 征象

弥漫网状结节样阴影，支气管壁增厚及实变影，可有过度通气。

### 病理学特征

病理组织中可见间质和肺泡内单核细胞浸润。

### 诊断要点

- 发生在晚期新生儿、小于 6 个月的婴儿。
- 临床表现为无发热的刺激性咳嗽。
- 弥漫小结节影及网结影，可见胸膜下斑片影及肺过度充气。
- 红霉素治疗有效。

### 鉴别诊断

巨细胞病毒感染、粟粒性肺结核。

**病例 1**

患儿，女，3 个月 20 天，间断咳嗽伴吐沫 2 个月余，加重 20 天（图 5-1-1，5-1-2）。

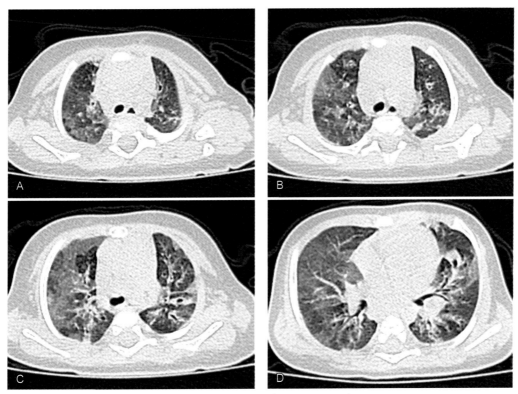

图 5-1-1　胸部 CT 检查（2012-07-30）平扫肺窗（层厚 1.25mm）

A ～ D. 双肺透光度不均匀增高，可见马赛克灌注征，肺内支气管壁增厚，双肺背侧可见支气管扩张，双肺肺野内可见散在片影

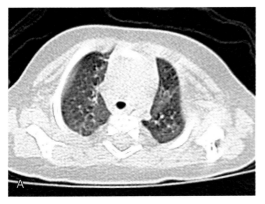
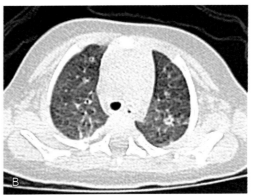

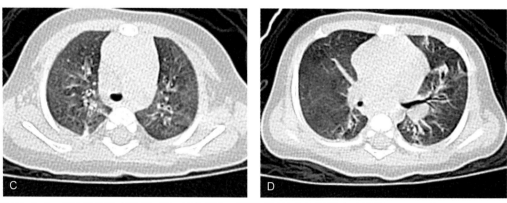

图 5-1-2　患儿治疗后（2012-08-13）复查，胸部 CT 检查 平扫肺窗（层厚 1.25mm）

A ~ D. 双肺透光度不均匀增高，马赛克灌注征较前不明显，肺内支气管壁增厚程度减轻，双肺背侧扩张支气管减少，双肺肺野内可见散在片影较前次有吸收

**病例 2**

患儿，女，1 个月，咳嗽、气促 7 天（图 5-1-3）。

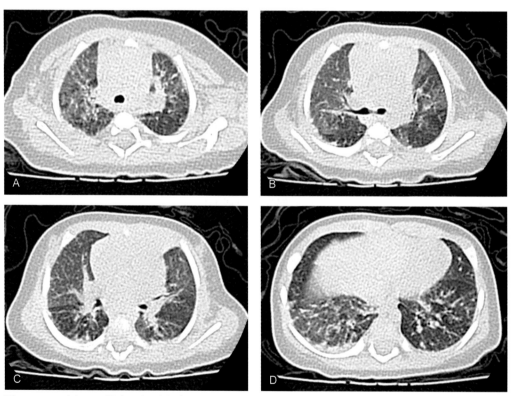

图 5-1-3　胸部 CT 检查 平扫肺窗（层厚 1.25mm）

A ~ D. 双肺透光度不均匀，弥漫网结影，右下肺背侧胸膜下小片影

**病例 3**

患儿，男，19 天，38 周 +6，咳嗽 5 天，气促 1 天（图 5-1-4）。

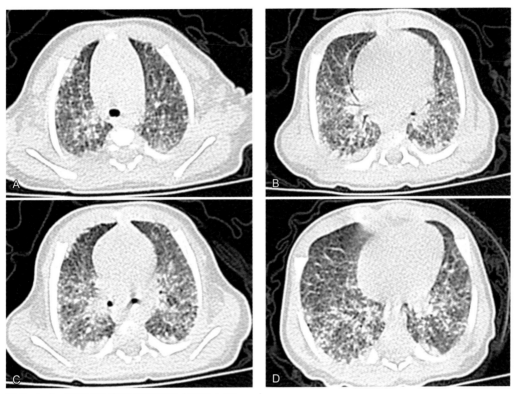

图 5-1-4 胸部 CT 检查 平扫肺窗（层厚 1.25mm）
A ~ D. 肺支气管血管束增多、毛糙，双肺透光度减低，肺内弥漫分布粟粒状网结影，伴小囊泡状影，双肺胸膜下可见线状及片状影

**结 果**

沙眼衣原体肺炎

## 第二节 感染相关的弥漫性实质性肺疾病

感染相关的弥漫性实质性肺疾病（infection related-diffuse parenchymal lung disease，DPLD）。感染因素如病毒、肺炎支原体及肺炎衣原体等，因破坏肺泡上皮而在 DPLD 的发病机制和疾病进展中起到了一定的作用。

## 临床特征

常见呼吸道症状及全身症状均可体现，为非特异性表现。

## HRCT 征象

征象为非特异性，部分可指明病变部位如肺泡腔内渗出（气腔样高密度实变影或磨玻璃影）或纤维化（囊泡影及小叶间隔增厚），提示有无感染等损伤因素。

## 病理学特征

镜下终末气道及肺泡周围急慢性炎症浸润，肺泡腔内可见不同数量的泡沫细胞聚集，小气道及肺泡腔可见破坏，肺泡Ⅱ型上皮细胞增生修复。具体病变类型不同。

## 诊断要点

- 感染因素，主要指病毒、肺炎支原体及肺炎衣原体等。
- 全身症状及呼吸道症状。
- 影像学为非特异性表现。
- 镜下终末气道及肺泡周围急慢性炎症浸润。

### 病例 1

患儿，女，4 岁 6 个月，咳嗽 1 个月、间断发热 10 余天。

查体：无明显阳性体征（图 5-2-1 ~ 5-2-4）。

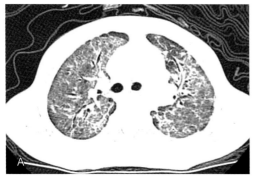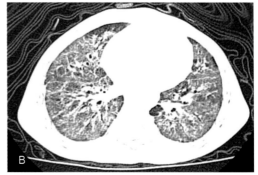

图 5-2-1 胸部 CT 检查（2009-11-10）平扫肺窗（层厚 1.25mm）

A、B. 双肺前部透光度增高，余肺野透光度减低。可见弥漫网点状、小片状高密度影及磨玻璃影，其内支气管充气征明显，部分支气管壁增厚并扩张，局部散在小叶间隔增厚

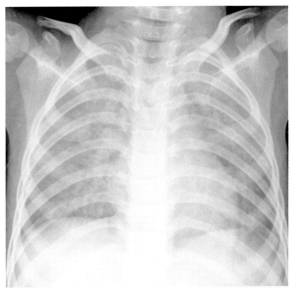

图 5-2-2　胸部 X 线平片（2009-11-12）
双肺透光度明显降低，纹理粗多、模糊，弥漫网点影及磨玻璃影，肺门消失，膈面模糊

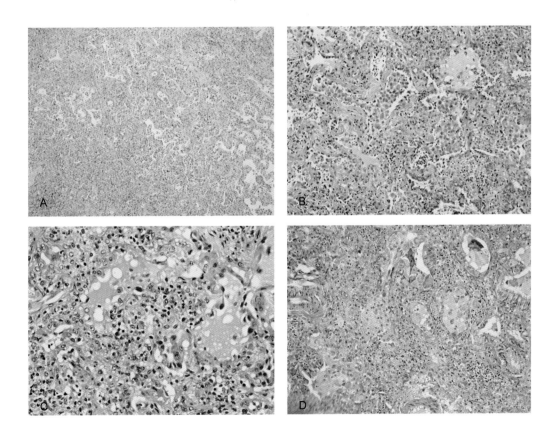

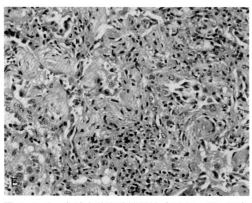
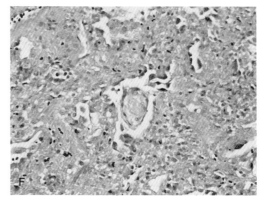

图 5-2-3　右肺中叶胸腔镜活检（2009-12-03）

A. HE 染色 ×10，肺泡腔内可见多量脱落细胞，肺泡间隔增宽，其内可见多量淋巴细胞浸润。B. HE 染色 ×20，肺泡腔内可见黏液、脱落细胞，肺泡间隔增宽，淋巴细胞浸润。偶见核碎片。C. HE 染色 ×40，肺泡腔内可见黏液、脱落细胞，肺泡间隔增宽，淋巴细胞浸润。偶见核碎片。D. HE 染色 ×20，部分区域肺泡腔内可见大量黏液及吞噬细胞，肺泡间隔增宽，淋巴细胞浸润。E. HE 染色 ×40，局部肺泡腔内可见纤维细胞栓子形成。F. Masson 染色 ×20，可见 Masson 小体

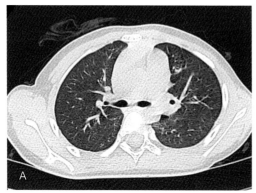
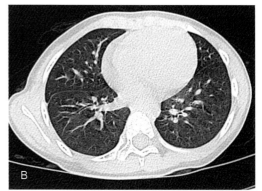

图 5-2-4　患儿治疗后（2011-06-10）复查，胸部 CT 检查 平扫肺窗（层厚 1.25mm）

A、B. 左肺舌叶胸膜下可见索条影及淡薄片影，肺内病变较前次明显好转

## 📎 病例 2

患儿，女，8 岁 2 个月，咳嗽、气促 20 余天。

查体：吸氧下呼吸急促，鼻翼扇动及三凹征阳性（图 5-2-5 ～ 5-2-8）。

实验室检查：血清 EBV-CA-IgM 阳性；TORCH 检查示单纯疱疹病毒及风疹病毒 IgM 阳性；血清呼吸道合胞病毒及腺病毒阴性。

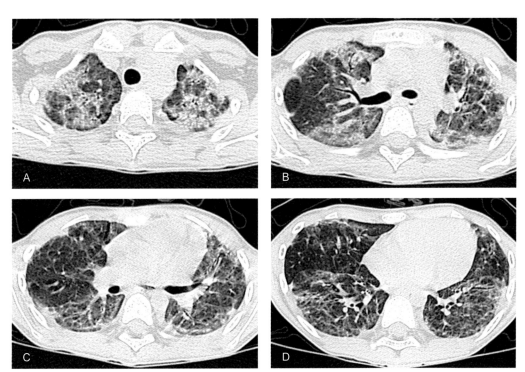

图 5-2-5　胸部 CT 检查（2012-09-10）平扫肺窗（层厚 1.25mm）

A ～ D. 肺支气管血管束增多、毛糙，部分走行扭曲、紊乱，弥漫分布磨玻璃影及索条影，病变内可见支气管充气征及细小支气管影，部分支气管管壁增厚

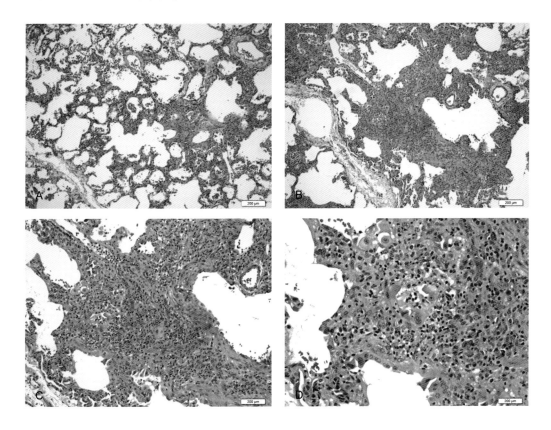

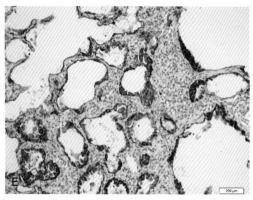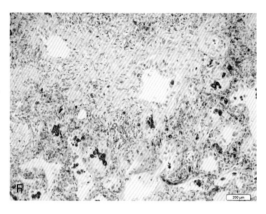

图 5-2-6　右肺中叶胸腔镜活检（2012-09-11）

A. HE 染色 ×10，肺泡腔内出血，肺泡间隔增宽，淋巴细胞浸润；B. HE 染色 ×10，部分肺泡间隔明显增宽，淋巴细胞浸润、淋巴细胞松散聚集；C. HE 染色 ×20，肺泡间隔增宽，淋巴细胞浸润，肺泡Ⅱ型上皮细胞明显增生；D. HE 染色 ×40，增生的肺泡Ⅱ型上皮细胞早期鳞状上皮化生；E. CK 染色 ×20，肺泡Ⅱ型上皮细胞明显增生；F. CD68 染色 ×20，肺泡腔内可见散在组织细胞

　　肺组织（外院）：未见呼吸道合胞病毒及 EB 病毒。肺组织腺病毒可疑阳性。

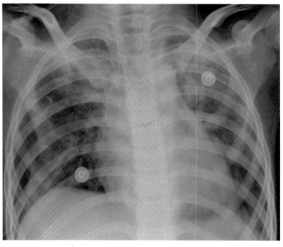

图 5-2-7　患儿术后（2012-09-13）复查，胸部 X 线平片

双肺纹理增多、毛糙，弥漫分布索条影及磨玻璃影

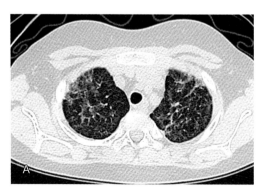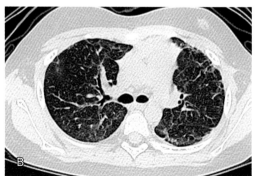

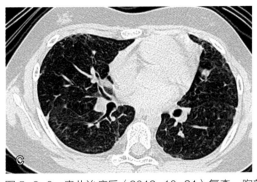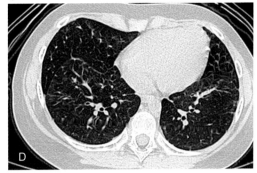

图 5-2-8 患儿治疗后（2013-10-21）复查，胸部 CT 检查 平扫肺窗（层厚 1.25mm）

A ～ D. 肺支气管血管束增多，毛糙，局部走行扭曲，多发索条影、磨玻璃影及小叶间隔增厚，以双肺上叶为著，病变范围较前次有所缩小

## 病例 3

患儿，女，2 岁 2 个月，反复咳嗽、喘息伴间断发热 2 年。

查体：哭闹后口唇发绀，双肺可闻及湿啰音，呼气相可及干啰音，肝肋下 1cm，质软边钝（图 5-2-9 ～ 5-2-12）。

实验室检查：血 EBV、HHV6、HHV7-DNA 阳性。核酸拷贝数定量：EBV 阴性，HHV6 小于 100 拷贝 /$10^6$PBNC，HHV7 为 1700 拷贝 /$10^6$PBNC。

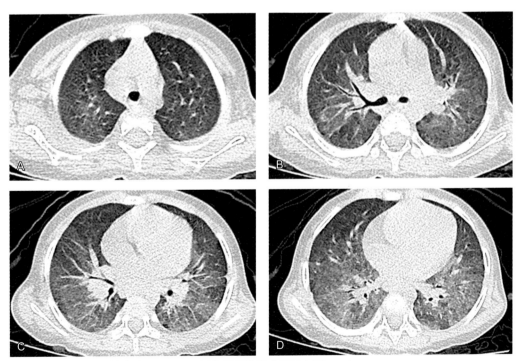

图 5-2-9 胸部 CT 检查（2012-07-20）平扫肺窗（层厚 1.25mm）

A ～ D. 双肺透光度降低，肺支气管血管束增多、毛糙，可见弥漫分布的磨玻璃影，散在小叶性肺气肿，局部小叶间隔增厚形成网状影

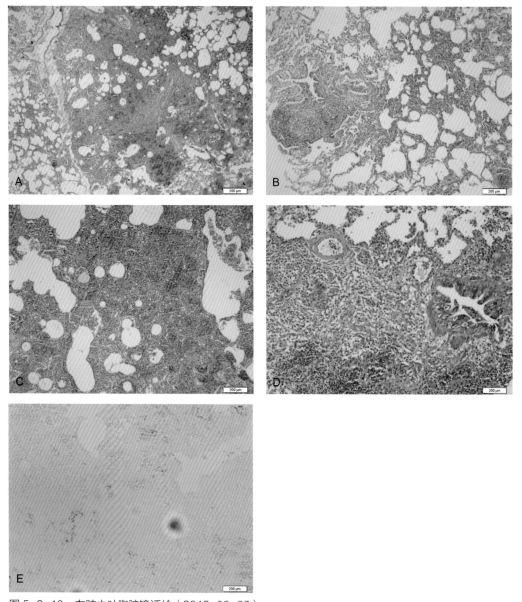

图 5-2-10　右肺中叶胸腔镜活检（2012-08-03）

A. HE 染色 ×10，肺泡间隔增宽，片状肺泡间隔内慢性炎细胞浸润，肺泡腔内少量出血；B. HE 染色 ×10，肺泡间隔增宽，可见慢性炎细胞浸润，肺泡腔内少量出血，淋巴细胞结节状浸润，淋巴滤泡形成；C. HE 染色 ×10，部分肺泡腔内大量出血；D. HE 染色 ×20，部分肺泡腔内出血，肺泡间隔内大量炎细胞浸润；E. 含铁血黄素染色 ×20，肺泡腔内可见含铁血黄素染色阳性的细胞

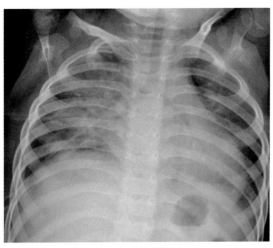

图 5-2-11　患儿术后（2012-08-10）复查，胸部 X 线平片
双肺纹理粗多、模糊，右肺可见大片状阴影。右侧可见引流管影

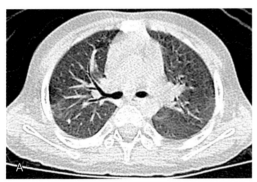 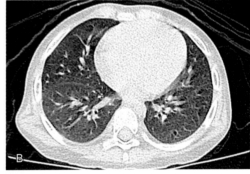

图 5-2-12　患儿治疗后复查（2012-09-03），胸部 CT 检查 平扫肺窗（层厚 1.25mm）
A、B.肺支气管血管束增多，散在少许磨玻璃影及索条影，肺内病变较前次明显好转

**结　果**

感染相关的弥漫性实质性肺疾病

# 第三节　过敏性肺炎

**过敏性肺炎**（hypersensitive pneumonia，HP），又称外源性过敏性肺泡炎，为免疫反应介导的以吸入外源致敏性抗原颗粒引发肺泡炎症为特点的间质性肺疾病。

## 临床特征

HP 在儿童中少见，临床多以发热、咳嗽、呼吸困难为症状。根据病程长短分为：急性期，病史小于 1 个月，起病急骤，脱离环境后 1 周或数日症状消失；亚急性期，病史 1 个月至 1 年，起病缓慢，数周或数月内出现进行性呼吸道症状，脱离环境症状有缓解；慢性期，病史超过 1 年，由反复少量或持续吸入抗原引起，起病隐匿，渐进性咳嗽和劳力性呼吸困难，无发热。患儿支气管肺泡灌洗液淋巴细胞增多，血清中特异沉淀抗体阳性。

## HRCT 征象

急性期：弥漫或斑片状分布的磨玻璃影或小叶中心结节状磨玻璃样高密度，马赛克灌注征。

亚急性期：小叶中心结节伴有斑片状或弥漫性磨玻璃影，小叶区密度减低（马赛克灌注征）及气体潴留。

慢性期：出现纤维化样改变（肺体积减小、小叶间质增厚、小叶间隔增厚、牵拉性支气管扩张或细支气管扩张、蜂窝肺），病灶呈斑片状分布，无显著分布区，肋膈角处较轻。有活动性表现为出现磨玻璃影或小叶中心性结节。

## 病理学特征

急性期：肺泡壁和细支气管壁水肿，以淋巴细胞性肺泡和间质炎症为主，肺泡腔内有蛋白渗出及炎症细胞。重症患儿可见弥漫性肺泡损伤或透明膜形成等。

亚急性期：细支气管炎、非坏死性肉芽肿及机化性肺炎病灶（"三联征"）。

慢性期：亚急性期组织学三联征被纤维化表现逐渐替代。

## 诊断要点

- 有无环境暴露史。
- 咳嗽、呼吸困难，亚急性多见。
- 弥漫小叶中心结节及磨玻璃影。
- 细支气管炎、非坏死性肉芽肿及机化性肺炎病灶。

## 鉴别诊断

结节病、弥漫性细支气管炎、闭塞性支气管炎伴机化性肺炎等。

### 病例 1

患儿，男，13 岁 5 个月，咳嗽 2 个月。

既往史：患儿发病前有鸽子接触史。

查体：无明显阳性体征（图 5-3-1 ～ 5-3-4）。

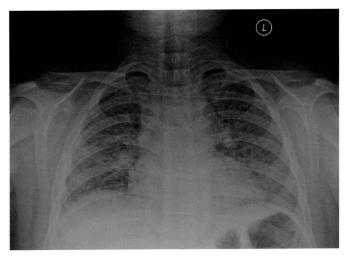

图 5-3-1 胸部 X 线平片（2011-10-08）
双肺广泛分布细网状阴影，左下肺可见片影

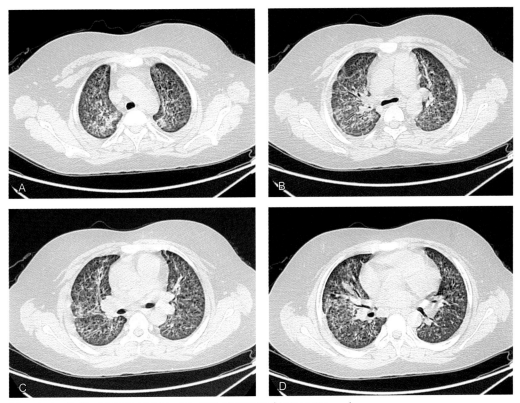

图 5-3-2 胸部 CT 检查（2011-10-09）平扫肺窗（层厚 1.25mm）
A ～ D. 双肺可见弥漫小叶中心分布结节及索条状高密度影，可见散在磨玻璃影，中轴间质增厚伴牵拉性
支气管扩张

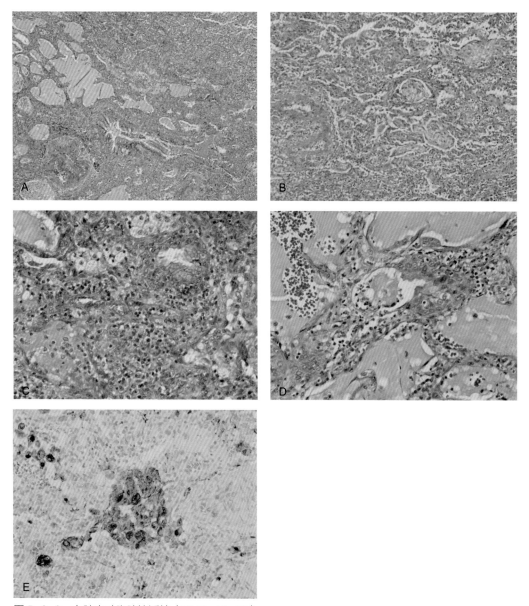

图 5-3-3 右肺中叶胸腔镜活检（2011-10-18）

A. HE 染色 ×20，病变围绕支气管分布，周围肺泡腔内充满黏液及脱落细胞，肺泡间隔增宽，淋巴细胞浸润；B. HE 染色 ×20，局部区域肺泡腔内可见纤维栓子样结构；C. HE 染色 ×40，支气管周围淋巴细胞浸润，可见多核巨细胞，偶见嗜酸性粒细胞；D. HE 染色 ×40，肺泡腔内黏液物质及多核巨细胞；E. CD68 染色 ×40，多核巨细胞聚集

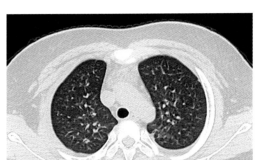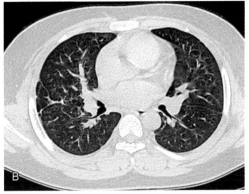

图 5-3-4 患儿治疗后（2012-11-14）复查，胸部 CT 检查 平扫肺窗（层厚 1.25mm）

A、B. 双肺散在网状影及索条影，病变较前次大部分吸收

## 病例 2

患儿，男，5 岁 2 个月发病并入院，间断气促 1 个月，咳嗽 5 天。

既往史：患鼻炎，家中养鸽子。

查体：无明显阳性体征。

实验室检查：过敏原检查示过敏体质（图 5-3-5 ~ 5-3-7）。

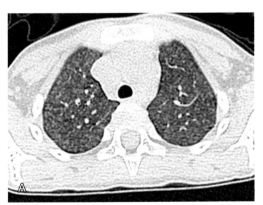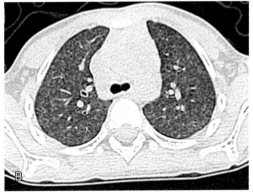

图 5-3-5 胸部 CT 检查（2012-03-13）平扫肺窗（层厚 1.25mm）

A、B. 双肺可见弥漫小叶中心结节影

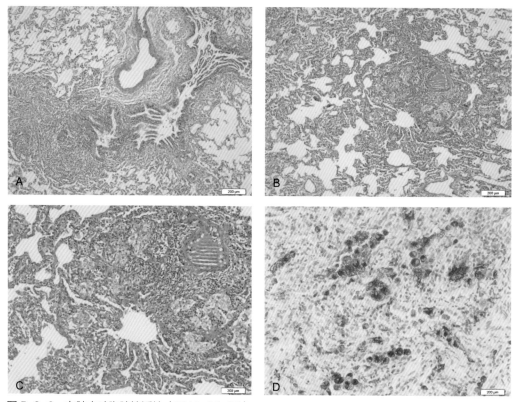

图 5-3-6　右肺中叶胸腔镜活检（2012-03-28）
A. HE 染色 ×10，支气管周围可见灶状淋巴细胞聚集、浸润，局部松散肉芽肿形成；B. HE 染色 ×10，局部细支气管及肺泡间隔内多量泡沫细胞形成伴淋巴细胞浸润；C. HE 染色 ×20，局部细支气管及肺泡间隔内多量泡沫细胞形成伴淋巴细胞浸润；D. CD68 染色 ×20，肺泡腔及间隔内可见吞噬细胞聚集

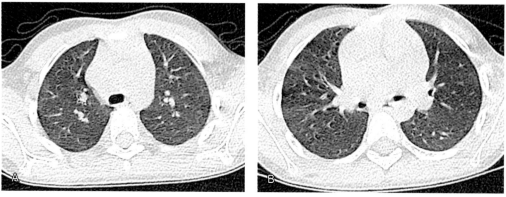

图 5-3-7　患儿治疗后（2013-09-13）复查，胸部 CT 检查 平扫肺窗（层厚 1.25mm）
A、B. 肺支气管血管束增多，肺内未见实质浸润

## 病例 3

患儿，女，9岁6个月，咳嗽4个月。

查体：颈部及颌下可扪及多枚肿大淋巴结，质软（图5-3-8～5-3-10）。

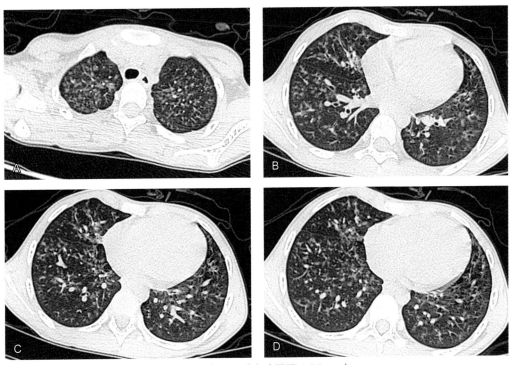

图5-3-8 胸部CT检查（2012-03-30）平扫肺窗（层厚1.25mm）
A～D.双肺可见弥漫小叶中心分布结节，边缘模糊，可见树芽征，伴中轴间质增厚

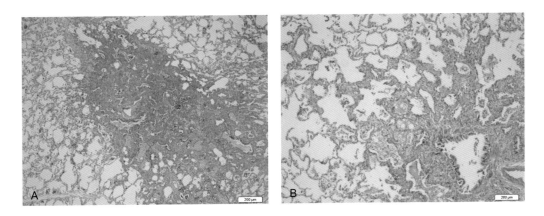

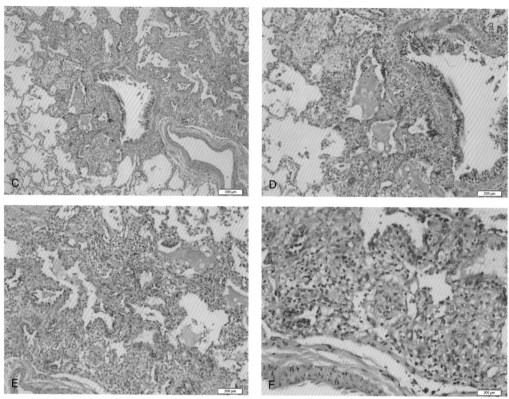

图5-3-9　右肺下叶胸腔镜活检（2012-04-18）

A. HE 染色 ×4，病变围绕小气道周围分布；B. HE 染色 ×10，气道上皮破坏，肺泡间隔增宽，肺泡壁内可见多量泡沫细胞，肺泡腔内未见明显物质；C. HE 染色 ×10，气道上皮破坏，肺泡间隔增宽，肺泡壁内可见多量泡沫细胞，个别肺泡腔内可见黏液物质；D. HE 染色 ×20，肺泡壁内可见泡沫细胞，肺泡腔内可见黏液物质；E. HE 染色 ×20，局部组织细胞聚集；F. HE 染色 ×40，偶见多核巨细胞

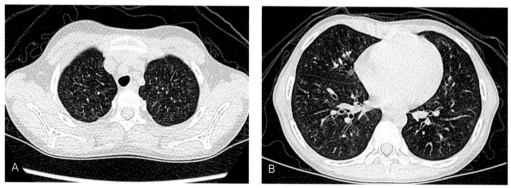

图5-3-10　患儿治疗后复查（2012-12-19），胸部 CT 检查 平扫肺窗（层厚 1.25mm）

A、B. 肺内病变较前次明显好转

**病例 4**

患儿，男，1岁2个月发病，3岁2个月入院，反复发热咳嗽2年，劳累后气喘1年。可疑鸽粪接触史。

查体：可见杵状指（图 5-3-11 ～ 5-3-15）。

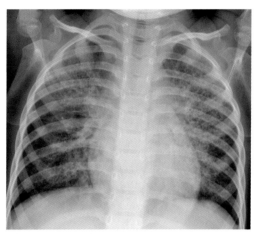

图 5-3-11　胸部 X 线平片（2012-05-29）

双肺纹理粗多、模糊，中内带见片絮状致密影，其内可见点片状透亮影，右侧水平裂明显

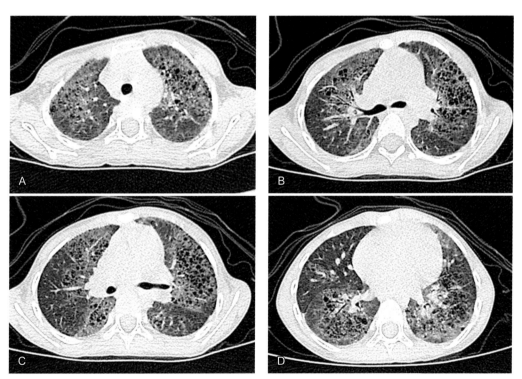

图 5-3-12　胸部 CT 检查（2012-06-04）平扫肺窗（层厚 1.25mm）

A～D. 双肺可见节段性分布囊泡影，周围可见少量磨玻璃影及网点状影（即小结节影及间隔增厚）；无明显纤维化改变区域可见肺血管增粗（代偿）

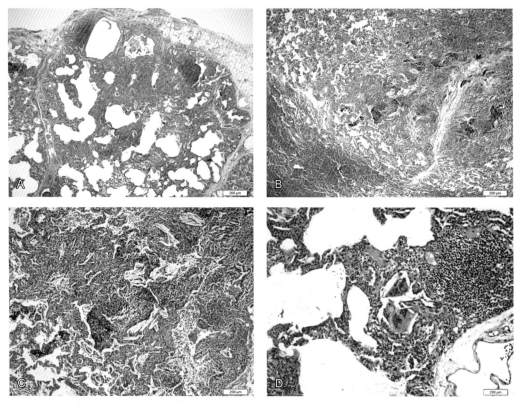

图 5-3-13　右肺中叶胸腔镜活检（2012-06-21）
A. HE 染色 ×10，胸膜下蜂窝肺形成，肺泡间隔明显增宽，多量淋巴细胞浸润，淋巴细胞聚集，肺泡腔大小不等，小叶间隔增宽；B. HE 染色 ×10，肺泡腔内出血，小叶间隔增宽，纤维组织增生，肺泡间隔淋巴细胞浸润，淋巴细胞聚集；C. HE 染色 ×20，部分肺泡腔内可见脂质沉积，裂隙状结晶形成；D. HE 染色 ×40，肺泡间隔内可见松散肉芽肿

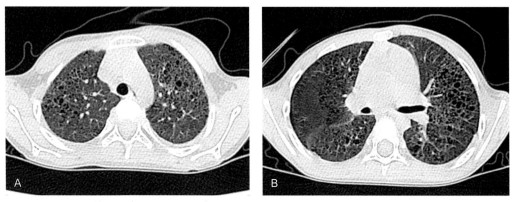

图 5-3-14　患儿第一次（2013-06-24）复查，胸部 CT 检查 平扫肺窗（层厚 1.25mm）
A、B. 双肺可见弥漫分布的泡状透亮影，于胸膜下区域形成蜂窝肺，肺内病变较前次加重

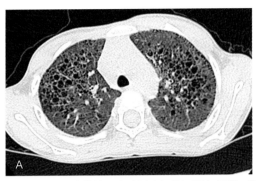
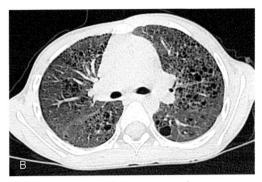

图 5-3-15　患儿第二次（2014-07-07）复查，胸部 CT 检查 平扫肺窗（层厚 1.25mm）
A、B.双肺可见弥漫分布的泡状透亮影，较前次进展

**病例 5**

患儿，男，8 岁 5 个月，反复咳嗽 6 个月，发热 2 次。

查体：双颈下及左侧腋窝可扪及黄豆大小淋巴结，质中，无触痛（图 5-3-16～5-3-18）。

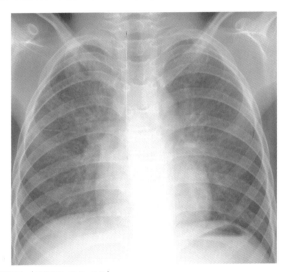

图 5-3-16　胸部 X 线平片（2009-04-14）
双肺纹理粗多、模糊，弥漫分布网点状影，以双肺中内带为著，右侧水平裂明显

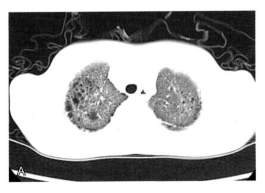
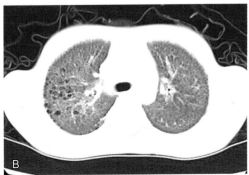

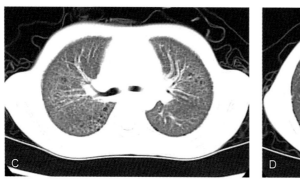
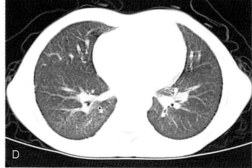

图 5-3-17　胸部 CT 检查（2009-04-17）平扫肺窗（层厚 1.25mm）

A ～ D. 双肺透光度降低，可见弥漫分布小叶中心结节，边缘模糊；双上肺及右下肺囊泡影，以中外带及胸膜下为著

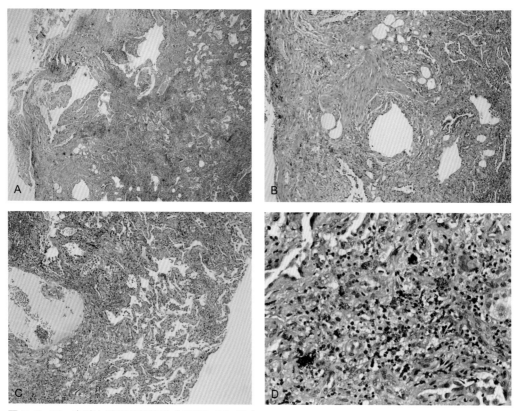

图 5-3-18　右肺上叶胸腔镜活检（2009-04-30）

A. HE 染色 ×10，胸膜下局部可见囊泡形成，囊泡周围胶原纤维增生，其边缘肺泡间隔增宽；B. HE 染色 ×20，囊泡及肺泡间隔可见纤维细胞增生灶；C. HE 染色 ×10，局部区域肺泡间隔增宽，间隔内多量淋巴细胞浸润，但胶原纤维增生不明显；D. HE 染色 ×40，局部增宽的肺泡间隔内可见淋巴细胞及吞噬沉渣的组织细胞浸润

病例 6

　　患儿，女，7岁2个月，间断咳嗽、气促20个月，加重时活动受限，有禽类、鸽粪接触史（图5-3-19，5-3-20）。

　　查体：呼吸快，肺内可闻及湿性啰音，杵状指（趾）（-）。

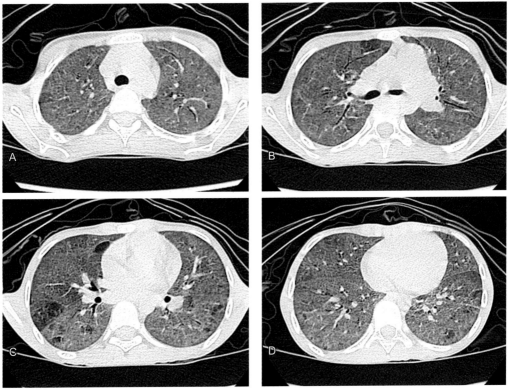

图5-3-19　胸部CT检查（2014-04-02）平扫肺窗（层厚1.25mm）
A～D. 肺支气管血管束增多，肺透光度减低并欠均匀，双肺广泛条絮影并多发囊状透光度增高灶，肺门区未见明显病灶，心影正常，肺动脉增粗，肺内部分血管影分支走行略显扭曲

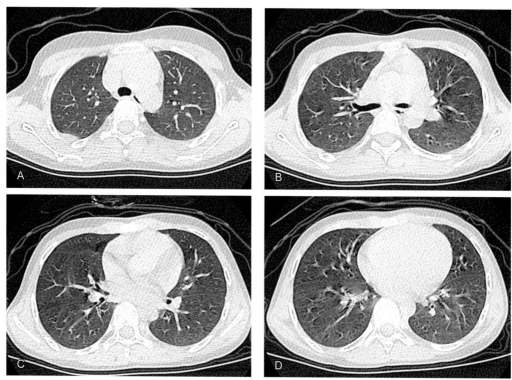

图 5-3-20　患儿治疗后（2014-12-01）复查，胸部 CT 检查 平扫肺窗（层厚 1.25mm）
A ~ D.肺支气管血管束增多，肺透光度较前有好转，右肺外带可见索条状致密影，边缘可见少许小絮状影，右肺上叶前段内侧可见小片状稍透亮影，肺门区未见明显病灶，心影正常，肺动脉增粗

## 病例 7

患儿，女，7 岁 2 个月，间断憋气 27 天，加重 25 天。患儿在农村生活，周围存在有机物质环境（家中存有柴垛，经常路过养鸡场）。

查体：吸气三四征阳性（图 5-3-21，5-3-22）。

肺泡灌洗液细胞学检查：巨噬细胞 24%、淋巴细胞 74%、分叶核细胞 2%，以淋巴细胞为主。

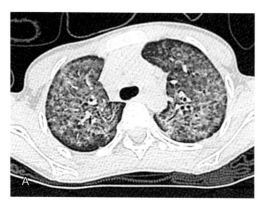
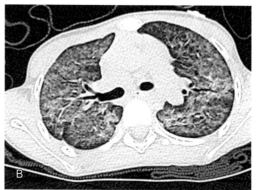

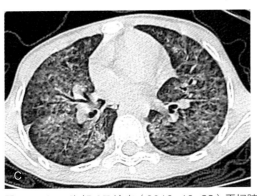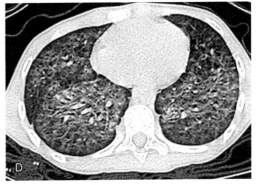

图 5-3-21　胸部 CT 检查（2016-10-22）平扫肺窗（层厚 1.25mm）

A～D. 胸廓饱满，肺支气管血管束增多、毛糙，肺透光度广泛减低，肺野内可见广泛磨玻璃样、小絮片状及网点状增高密度病灶，内可见广泛支气管充气影，管腔明显

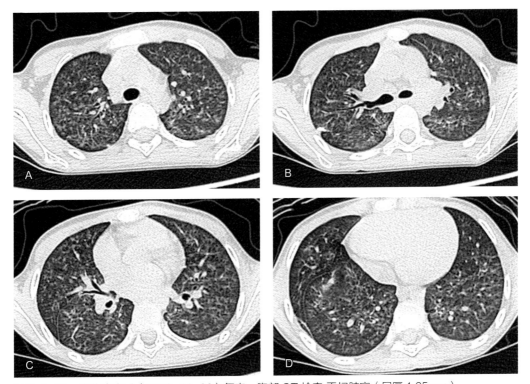

图 5-3-22　患儿治疗后（2016-11-26）复查，胸部 CT 检查 平扫肺窗（层厚 1.25mm）

A～D. 胸廓饱满，肺支气管血管束增多、毛糙，肺透光度较前有好转，肺野内广泛磨玻璃样、小絮片状及网点状增高密度病灶较前次有好转，小叶中心结节显著

## 病例 8

患儿，男，2 岁 9 个月，发热 7 天伴咳嗽 5 天。

既往史：患儿 1 年来有密切鸽子接触史。

查体：无明显阳性体征（图 5-3-23～5-3-26）。

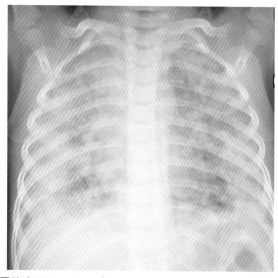

图 5-3-23　胸部 X 线平片（2005-06-15）
双肺透光度明显降低，弥漫分布大小不一、密度不均的斑片影，部分病灶于双肺外带融合成片，肺门不清，心缘及膈面模糊

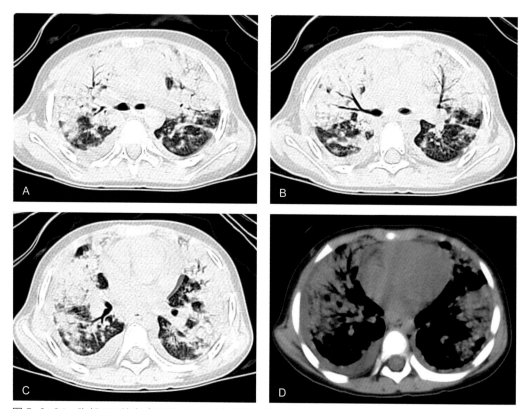

图 5-3-24　胸部 CT 检查（2005-06-16）平扫肺窗（层厚 1.25mm）（A ～ C）和平扫纵隔窗（D）
A ～ C. 双肺可见弥漫高密度含气腔的实变影，其内可见支气管充气征，周围散在结节影及磨玻璃影；D. 双肺背侧可见弧形液体密度影

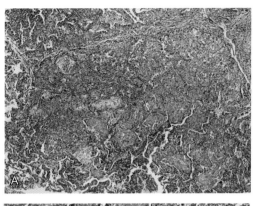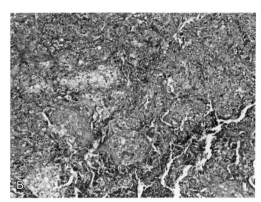

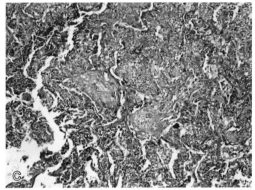

图 5-3-25 右肺中叶胸腔镜活检（2005-06-24）

A. HE 染色 ×10，肺泡腔阻塞，肺泡腔内充满脱落的泡沫细胞和局灶性成纤维细胞栓子；B. HE 染色 ×20，肺泡腔阻塞，肺泡腔内充满脱落的泡沫细胞和局灶性成纤维细胞栓子；C. HE 染色 ×40，肺泡腔阻塞，肺泡腔内充满脱落的泡沫细胞和局灶性成纤维细胞栓子

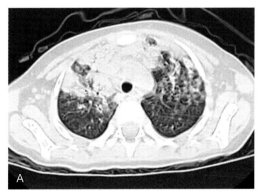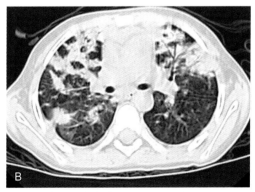

图 5-3-26 患儿治疗后（2005-07-05）复查，胸部 CT 检查 平扫肺窗（层厚 1.25mm）

A、B. 双肺弥漫分布高密度含气腔的实变影，以双肺外带及前中肺野为著，实变内可见支气管充气征。肺内病变较前次明显好转

## 结 果

过敏性肺炎

# 第四节　吸入性肺炎

**外源性脂质性肺炎**（xogenous lipoid pneumonia，ELP），是一种罕见的由于吸入矿物油或相关物质（药物、食品、X射线造影剂）到远端肺组织的急慢性肺部疾病。最常见的危险因素为咽部的解剖异常、食管裂孔疝、胃食管反流、神经－肌肉异常和精神障碍。累及肺部的程度依赖于吸入物的类型、数量、频率和吸入的时间。依靠支气管肺泡灌洗或（和）经支气管镜活检或者术后病理检查确诊。

## 临床特征

临床表现从无症状到危及生命的急性呼吸窘迫综合征，常见表现包括咳嗽、发热、进行性呼吸困难。少见症状表现为胸痛、咯血、体重减轻、胸外表现（腹痛、吞咽困难、呕吐）。

## HRCT 征象

无特异性，早期或急性期为炎细胞渗出，晚期为机化性肺炎或纤维化。典型表现肺实变、磨玻璃影、铺路石征、小叶间隔增厚、团块样改变。病变分布在中下肺野，对称或不对称。最典型征象是伴有脂肪密度的肺实变，CT值约 $-150 \sim -30HU$。

## 病理学特征

富含脂质的巨噬细胞。肉眼可见多发或单发结节，界限较清楚，质较硬，灰白色，病变也可融合为弥漫性团块。镜检可见肺泡内无数含脂质的巨噬细胞，充盈和扩张的肺泡壁和间质，还可见类脂质堆积、炎细胞浸润和不同数量的纤维化及肺组织结构破坏。

## 诊断要点

- 患儿多见于有便秘儿童，确诊时间长，追问有无吸入病史。
- 临床表现进展快，可引起急性呼吸窘迫综合征。
- CT显示弥漫实变、磨玻璃影、急性期双侧对称、弥漫分布磨玻璃影，实变呈脂肪密度改变，以中下肺野为主，机化期在磨玻璃影的基础上出现肺支气管血管结构的扭曲。
- 病理为弥漫性肺泡损伤、透明膜形成、间质增厚、纤维细胞增殖。

## 鉴别诊断

肺泡蛋白沉积症、细菌性肺炎

**病例 1**

患儿，女，16个月，肠套叠治疗后，吸入石蜡，发热（图5-4-1，5-4-2）。

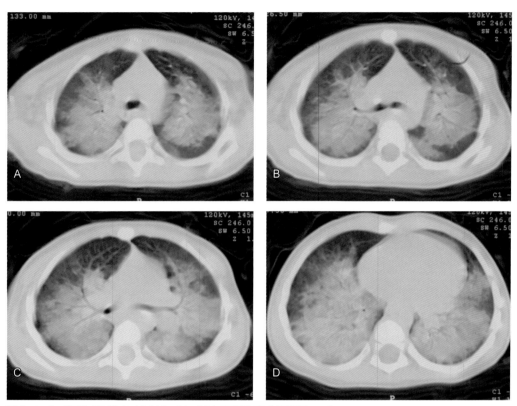

图5-4-1 胸部CT检查（2016-04-14）平扫肺窗（层厚5mm）
A～D. 双肺支气管血管束增多、毛糙，双肺广泛以肺门为中心向外分布大片絮状高密度影，形态不规则，其内可见支气管充气征，以背侧肺野为主，心影稍丰满

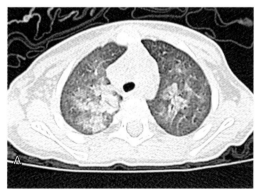
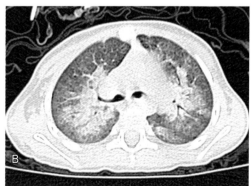

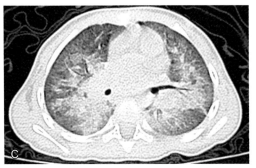
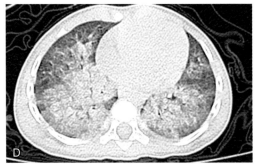

图 5-4-2 患儿治疗后复查（2016-05-03）,胸部 CT 检查（2008-10-07）平扫肺窗（层厚 1.25mm）
A ~ D.双肺广泛以肺门为中心向外分布大片絮状实质浸润为主病变，范围较前次有缩小，密度较前次减低

病例 **2**

患儿,男,1 岁 11 个月,间断发热 1 个月余,咳嗽 2 天,可疑吸入机油病史（图 5-4-3 ~
5-4-5）。

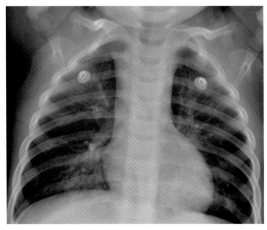

图 5-4-3 胸部 X 线平片（2015-05-11）
双肺纹理粗多、模糊，右肺及左肺带可见斑片状高密度影，肺门显著，心影不大，双膈（－）

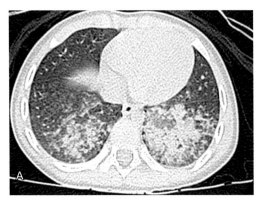
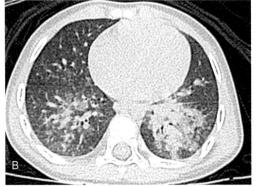

图 5-4-4 患儿治疗后第一次复查（2016-08-26），胸部 CT 检查 平扫肺窗（层厚 1.25mm）
A、B.肺支气管血管束增多、模糊毛糙，双肺多发磨玻璃影及斑片状密度增高影，部分实变

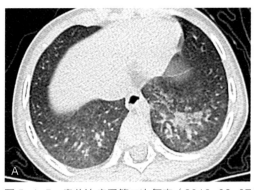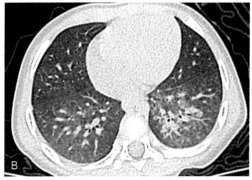

图 5-4-5　患儿治疗后第二次复查（2016-09-07），胸部 CT 检查 平扫肺窗（层厚 1.25mm）

A、B. 肺支气管血管束增多、模糊毛糙，双肺背侧斑片影范围较前次缩小

### 病例 3

患儿，女，1 岁，误服机油 3 天，间断高热伴气促（图 5-4-6）。

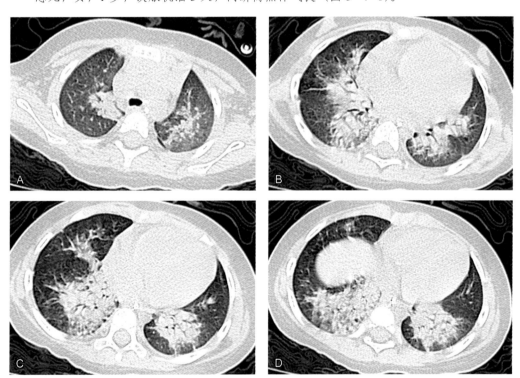

图 5-4-6　胸部 CT 检查（2013-07-02）平扫肺窗（层厚 1.25mm）

A ～ D. 肺支气管血管束增多、模糊毛糙，双肺中内带多发斑片状密度增高影，其内可见支气管充气征，以双中下肺野为著

## 结 果

外源性脂质性肺炎

# 第六章

# 免疫缺陷者的间质性肺疾病

## 第一节　卡氏肺囊虫肺炎

**卡氏肺囊虫肺炎**（*pneumocystis carinii* pneumonia，PCP），是一种肺部的机会性感染。PCP 是由卡氏肺囊虫引起的，主要发生在免疫缺陷患者，例如获得性免疫缺陷综合征（AIDS）患者、化疗及恶性肿瘤放疗后患者、长期使用糖皮质激素者等。

### 临床特征

发热、气短、胸骨后发闷、干咳、呼吸困难等症状，其临床表现为亚急性，可持续 3 ~ 4 周。

### HRCT 征象

典型表现为双侧弥漫磨玻璃影或实变影，可以对称分布或不对称分布。少见表现包括结节影、网格影、胸腔积液、气腔、气胸及纵隔积气。

### 病理学特征

肺泡内大量非细胞性嗜酸性物质以及繁殖的肺囊虫滋养体囊填充。

### 诊断要点

- 患儿免疫功能低下。
- 临床出现发热、咳嗽。
- 典型 CT 表现为气腔实变及广泛磨玻璃影。
- 病理改变为肺泡内大量非细胞性嗜酸性物质以及繁殖的肺囊虫滋养体囊填充。

### 鉴别诊断

肺水肿。

## 病例 1

患儿，男，13 岁，系统性红斑狼疮，发热咳嗽 10 天（图 6-1-1，6-1-2）。

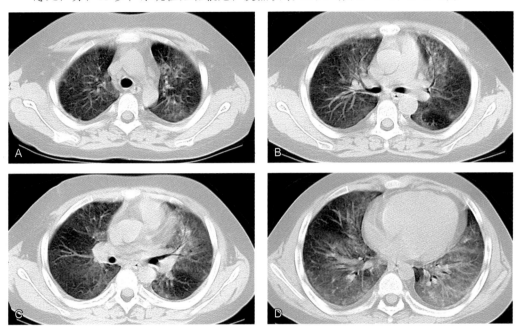

图 6-1-1　胸部 CT 检查（2014-10-28）平扫肺窗（层厚 1.25mm）

A ~ D. 肺支气管血管束增多，双侧肺野内可见磨玻璃样稍高密度影及絮状高密度影，肺门区未见明显病灶，心影正常

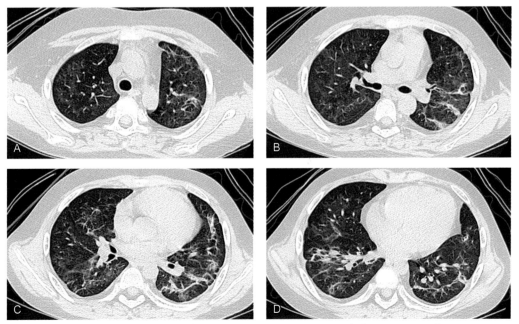

图 6-1-2　患儿治疗后（2014-12-02）复查，胸部 CT 检查 平扫肺窗（层厚 1.25mm）

A ~ D. 肺支气管血管束增多，透光度欠均匀，肺内病变较前有吸收，双侧肺野内可见多发索条影，部分支气管管腔扩张，双侧胸膜影显著

病例 2

患儿，男，12 岁，肾病综合征，糖尿病，咳嗽发热 10 天（图 6-1-3）。

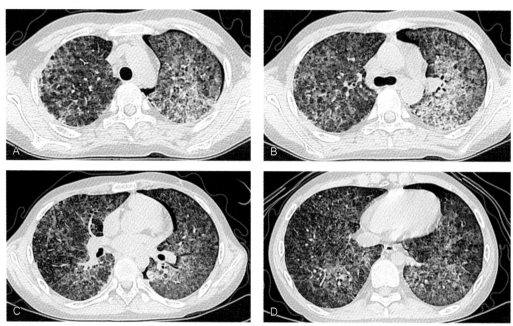

图 6-1-3　胸部 CT 检查（2016-01-10）平扫肺窗（层厚 1.25mm）
A ～ D. 胸廓饱满，肺透光度不均匀减低，肺支气管血管束模糊不清，双肺可见网状影、磨玻璃影，心影不大，双侧胸膜影增厚

病例 3

患儿，男，4 个月，湿疹，血小板减少伴免疫缺陷综合征（Wiskott-Aldrich syndrome，WAS）。间断咳嗽 10 余天，加重伴气喘 4 天（图 6-1-4 ～ 6-1-6）。

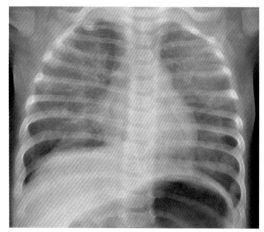

图 6-1-4　胸部 X 线平片（2013-07-07）
双肺透光度略低，双肺纹理增多、模糊，双肺内中带斑片影，肺门显著，心影饱满，双膈（-）

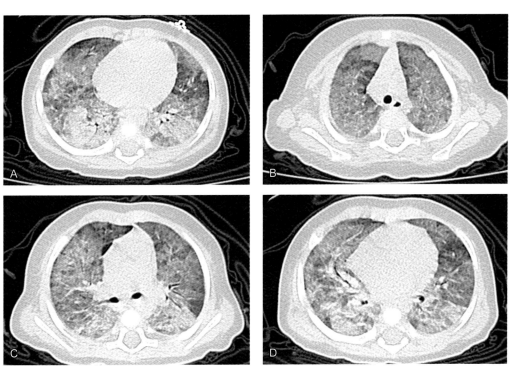

图 6-1-5 胸部 CT 检查（2013-07-07）平扫肺窗（层厚 1.25mm）
A ~ D. 肺支气管血管束增多，双肺透光度广泛减低，可见弥漫点网影、磨玻璃影及斑片影，胸膜限局性稍著，肺门显著，心影正常

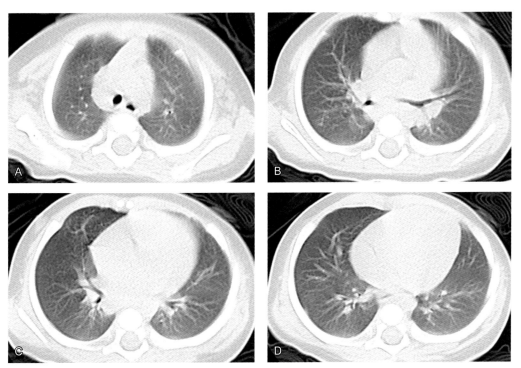

图 6-1-6 患儿治疗后（2013-07-30）复查，胸部 CT 检查 平扫肺窗（层厚 1.25mm）
A ~ D. 肺支气管血管束增多，双肺透光度较前好转，肺内弥漫病变较前次好转

结　果

卡氏肺囊虫肺炎

# 第二节　肺隐球菌病

**肺隐球菌病**（pulmonary crytococcosis，PC），是条件致病性深部真菌病，其致病菌为新型隐球菌，在土壤中广泛存在，主要侵犯肺脏及中枢神经系统，也可侵犯腹部实质脏器及皮肤黏膜。好发于免疫低下儿童，多发生在细胞免疫缺陷儿童中，也可发生在无任何基础疾病的免疫正常儿童中。

## 临床特征

病程较长，发热、咳嗽、咳痰、胸闷、胸痛，可有咯血。

## HRCT 征象

（1）结节型：肺内孤立结节、多发粟粒性小结节，其内可出现厚壁空洞，以外带及下肺为主。

（2）实变型：沿支气管血管束分布，密度不均匀。

（3）弥漫混合型：结节、斑片影及实变影并存。

可伴有胸腔积液及纵隔淋巴结肿大。

免疫正常的儿童中以结节型最为多见，常常伴有淋巴结肿大。

## 病理学特征

病理类型分为孤立肉芽肿型、粟粒肉芽肿型和肺炎型。早期表现为黄白色或粉红色胶状半透明物质，晚期则形成肉芽肿，病灶内可见干酪样坏死和小空洞，肉芽肿主要由巨大的泡沫状巨噬细胞、多核巨细胞和淋巴细胞等构成，巨噬细胞内吞噬有隐球菌菌体。

### 诊断要点

- 致病菌为新型隐球菌，在土壤中广泛存在，主要侵犯肺脏及中枢神经系统。
- HRCT 可显示为结节型、实变型及混合型，以结节型最多见，可见空洞形成。
- 病理类型分为孤立肉芽肿型、粟粒肉芽肿型和肺炎型。

### 鉴别诊断

粟粒性肺结核、过敏性肺炎。

**病例 1**

患儿，男，5 岁，发热 40 天，咳嗽 1 周（图 6-2-1）。

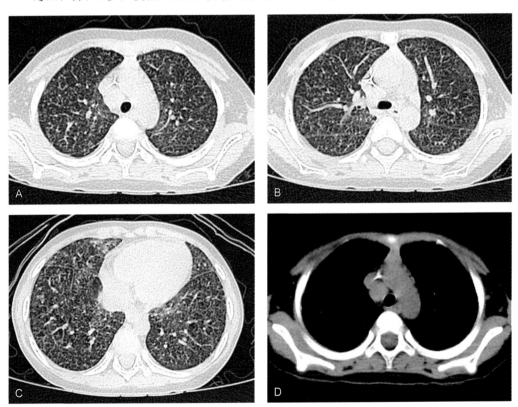

图 6-2-1　胸部 CT 检查 平扫肺窗（层厚 1.25mm）（A～C）和平扫纵隔窗（D）
A～C. 肺支气管血管束增多，肺透光度略减低尚均匀，双肺可见弥漫小粟粒影、网格影及索条影；D. 腔静脉后方淋巴结增大

病例 **2**

患儿，男，5 岁 9 个月，间断发热 42 天，咳嗽 34 天（图 6-2-2）。

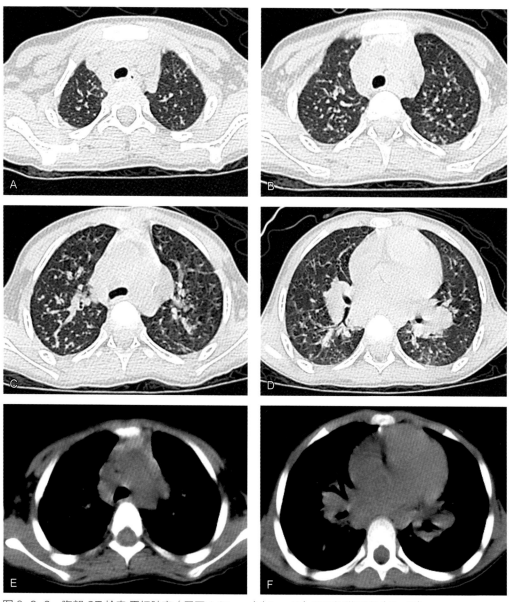

图 6-2-2 胸部 CT 检查 平扫肺窗（层厚 1.25mm）（A ~ D）和平扫纵隔窗（E、F）
A ~ D.肺支气管血管束增多、毛糙，双侧肺野内可见弥漫小结节影；E、F.腔静脉后及双侧肺门区见结节影，胸腺密度增高

**结 果**

肺隐球菌病

# 第三节 慢性肉芽肿病

**慢性肉芽肿病**（chronic granulomatous disease，CGD），为一种少见的 X 连锁或常染色体遗传的免疫缺陷疾病，男性多见。

## 临床特征

患儿常为幼年起病，以反复发作的致命性细菌或真菌感染为主要表现。肺炎伴肺门淋巴结炎、脓胸、肺脓肿、骨髓炎、肛周脓肿等。肺部最常受累，占 75% ~ 80%，曲霉菌感染占 29% ~ 41%。化脓性淋巴结炎是第二大常见病变。

## HRCT 征象

单发、多发结节及团块状病灶、斑片状病灶、胸膜下小结节、空洞及伴发的小叶间隔增厚等间质改变。

## 病理学特征

镜下可见肉芽肿性结节形成，中心可见坏死及核碎片，周围可见类上皮细胞增生环绕。

## 诊断要点

- 是 X 连锁或常染色体遗传的免疫缺陷疾病，男性多见。
- 幼年起病，病情迁延，反复发作的致命性细菌或真菌感染。
- 影像学表现不典型，慢性、反复肺炎，肺内多发实变、结节，抗感染治疗效果不佳。可以合并脓胸、肺门及纵隔淋巴结炎等。
- 肉芽肿性结节形成。

### 病例 1

患儿，男，3 岁 5 个月，间断发热 2 月，咳嗽 5 天。

既往史：患儿出生后 15 天开始咳嗽，曾考虑患先天性胸膜肿瘤。多次患肺炎，反复发热，多次住院治疗好转出院。6 个月接种卡介苗。2 岁半患淋巴结炎（病理检查示淋巴结结核伴干酪样坏死），抗结核治疗 7 个月。

家族史：哥哥 40 天时死于化脓性脑膜炎，两位舅舅均未成年死亡，死因不详。

查体：耳后及颈部触及米粒至黄豆大小淋巴结（图 6-3-1 ~ 6-3-3）。

实验室检查：白细胞吞噬功能正常。PPD 实验（++）。

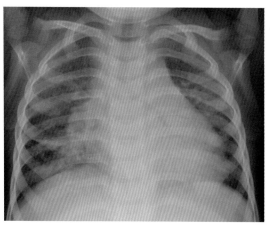

图 6-3-1　胸部 X 线平片（2006-08-29）
双肺透光度降低，纹理增多、毛糙，弥漫分布密度不均的斑片影，以右侧内带为主，右侧心缘及膈面模糊

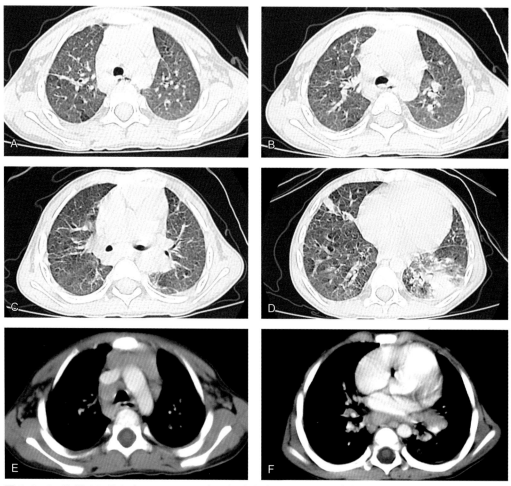

图 6-3-2　胸部 CT 检查（2006-09-18）平扫肺窗（层厚 1.25mm）（A～D）和胸部增强 CT 检查增强纵隔窗（E、F）
A～D. 双肺透光度降低，纹理增多、毛糙，双肺弥漫结节影及大小不等的斑片状致密影，伴中央间质增厚，局部可见小叶间隔增厚；E、F. 左腋下、肺门及纵隔内见肿大淋巴结，增强 CT 检查未见强化

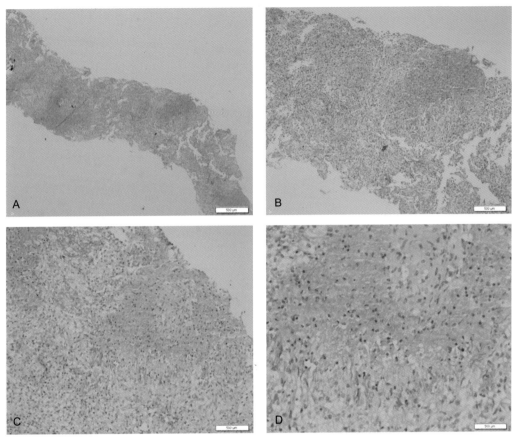

图 6-3-3 左肺下叶经皮穿刺病理活检（2006-09-28）
A. HE 染色 ×4，穿刺可见多灶肉芽肿样结节病变；B. HE 染色 ×10，肉芽肿中心坏死，可见核碎片；C. HE 染色 ×20，肉芽肿中心可见坏死及核碎片，周围可见类上皮细胞增生；D. HE 染色 ×40，肉芽肿中心可见坏死及核碎片，周围可见类上皮细胞增生

### 病例 2

患儿，男，1 岁 6 个月，间断发热 7 个月余。

既往史：接种卡介苗后上臂肿胀 1 个月，形成瘢痕。3 个月时患颈部脓肿，切开排脓治疗。5 个月时患手背疖肿。7 个月患支气管炎。9 个月后间断发热，反复呼吸道感染。

查体：左侧腋下 1cm×1cm 淋巴结，质中，活动可，无触痛，无粘连；肝肋下 2cm，质中边钝；脾肋下 3cm，质中（图 6-3-4～6-3-6）。

实验室检查：痰涂片示阳性球菌；二次涂片亦示阳性球菌；痰培养示肺炎链球菌。吞噬细胞功能明显减低。

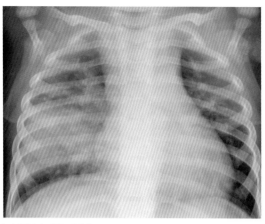

图 6-3-4　胸部 X 线平片（2011-06-05）
双肺纹理增多、毛糙，可见不规则团块影及斑片影，以右肺为主，病变部分融合；右肺门及心缘模糊不清。
左腋下结节状钙化灶

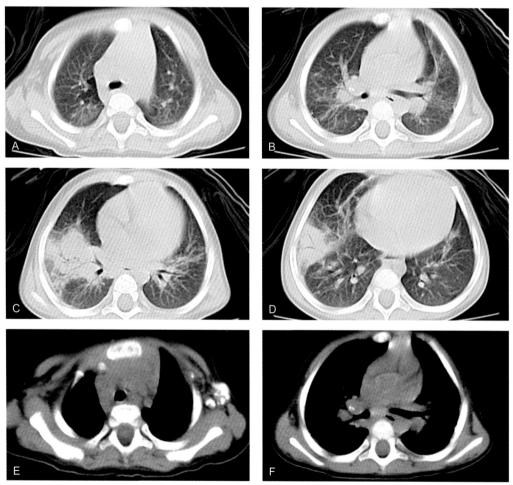

图 6-3-5　胸部 CT 检查（2011-06-09）平扫肺窗（层厚 1.25mm）（A～D）和平扫纵隔窗（E、F）
A～D. 双肺纹理增多，双肺上叶局部透光度增高，肺内散在条片状及团块状致密影伴中央间质增厚，局
部散在小叶间隔增厚。E、F. 右侧肺门见增大淋巴结，其内见钙化灶。左腋下淋巴结钙化

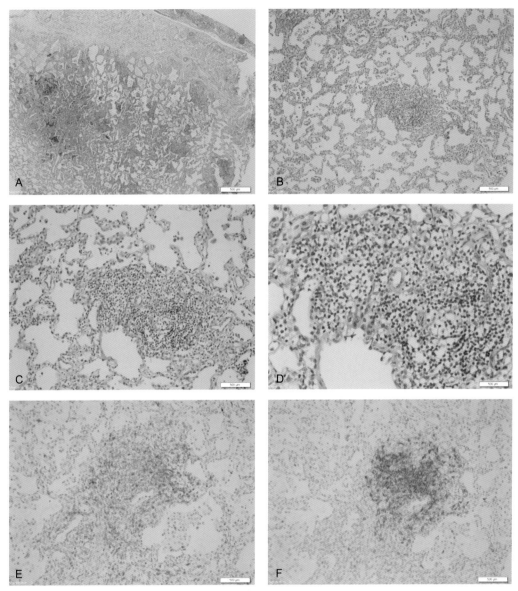

图 6-3-6　右肺上叶胸腔镜活检（2011-06-28）

A. HE 染色 ×4，可见结节状淋巴细胞浸润。B. HE 染色 ×10，肺泡间隔内结节状淋巴细胞浸润，可见初级淋巴滤泡形成；肺泡间隔略宽，亦可见慢性炎细胞浸润。C. HE 染色 ×20，显示肺泡间隔内结节状淋巴细胞浸润，似为淋巴滤泡形成；肺泡间隔略宽，亦可见慢性炎细胞浸润。D. HE 染色 ×40，显示肺泡间隔内结节状淋巴细胞浸润，似为淋巴滤泡形成；肺泡间隔略宽，亦可见慢性炎细胞浸润；中央似可见纤维素样坏死。E. CD3 染色 ×20，结节状病灶内可见 CD3 阳性表达。F. CD20 染色 ×20，结节状病灶内可见 CD20 阳性表达

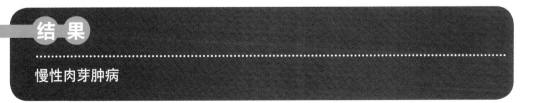

## 结　果

慢性肉芽肿病

# 第七章

# 移植相关肺疾病

## 第一节　肺水肿

急性肺水肿（acute pulmonary edema，APE），通常急性起病，发生在移植后 2 ～ 3 周。包括心源性及非心源性：如液体超负荷、心功能不全、化疗药物、肾衰竭促使毛细血管静水压增高，继发性心源性肺水肿；免疫抑制剂、脓毒血症及输血反应所致肺损伤使毛细血管通透性增加，引起非心源性肺水肿。

### 临床特征

急性起病的呼吸困难、双肺底的湿啰音和低氧血症。超声示左心功能障碍。

### HRCT 征象

支气管血管束增厚，小叶间隔增厚，磨玻璃影及胸腔积液。

### 诊断要点

- 骨髓或造血干细胞移植后 1 个月内出现症状。
- 急性起病的呼吸困难、双肺底的湿啰音和低氧血症。
- 支气管血管束增厚、小叶间隔增厚、磨玻璃影及胸腔积液。
- 超声示左心功能障碍。

### 鉴别诊断

肺出血、机会性感染。

**病例 1**

患儿，男，15 岁，再生障碍性贫血骨髓移植后发热（图 7-1-1）。

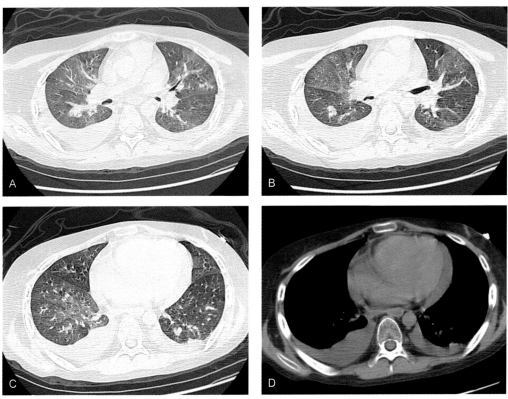

图 7-1-1 胸部 CT 检查 平扫肺窗（层厚 1.25mm）（A ~ C）和平扫纵隔窗（D）
A ~ C.肺支气管血管束增多、毛糙，肺透光度略低，双肺弥漫磨玻璃影，以下肺为著，双肺背侧可见小斑片影；D.肺门显著，心影饱满，心包可见带状液性密度影，双侧胸腔可见新月形液性密度影，以右侧为著

**病例 2**

患儿，女，3 岁，神经母细胞瘤，行造血干细胞移植后 2 周突发呼吸困难（图 7-1-2）。

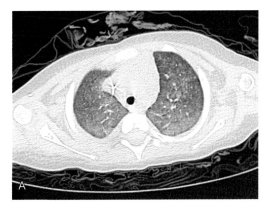
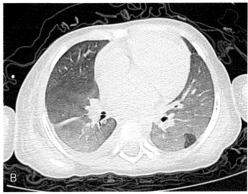

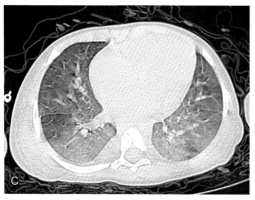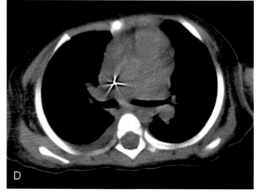

图 7-1-2　胸部 CT 检查 平扫肺窗（层厚 1.25mm）（A～C）和平扫纵隔窗（D）

A～C.肺支气管血管束增多、毛糙,肺透光度略低,双肺弥漫磨玻璃影,以下肺为著,肺门显著,心影饱满; D.双侧胸腔可见新月形液性密度影,以右侧为著

## 结　果

急性肺水肿（心源性）

# 第二节　弥漫性肺泡出血

**弥漫性肺泡出血**（diffuse alveolar hemorrhage，DAH），是骨髓或造血干细胞移植后严重的并发症,具有较高的死亡率。多见于自体骨髓移植,发生率为 7%～20%,症状通常在移植后 2～3 周出现,是由于移植前使用大量化疗药物、感染和移植后的移植物抗宿主病（GVHD）等引起的肺内小动脉、静脉和毛细血管损伤。

## 临床特征

突发的进行性呼吸困难、干咳、咯血、发热和低氧血症,双肺可闻及湿啰音。典型的 DAH 为爆发性病程,容易出现呼吸衰竭。

## HRCT 征象

双肺弥漫性磨玻璃样改变及不均匀实变不对称或局灶性分布。

## 实验室检查

肺泡灌洗液显示,至少 3 个不同的支气管亚段的回收液为逐渐加重的血性液体或 20% 以上灌洗液的细胞为含铁血黄素巨噬细胞。

## 诊断要点

- 骨髓或造血干细胞移植后 1 个月内出现症状。
- 突发的进行性呼吸困难、干咳、咯血、发热和低氧血症。
- 双肺弥漫性磨玻璃样改变及不均匀实变不对称或局灶性分布。
- 至少 3 个肺段的肺泡灌洗液为血性。

## 鉴别诊断

肺水肿、机会性感染。

### 病例 1

患儿，男，9 岁，淋巴瘤，骨髓移植后 75 天，出现咳嗽、发热、咯血（图 7-2-1）。

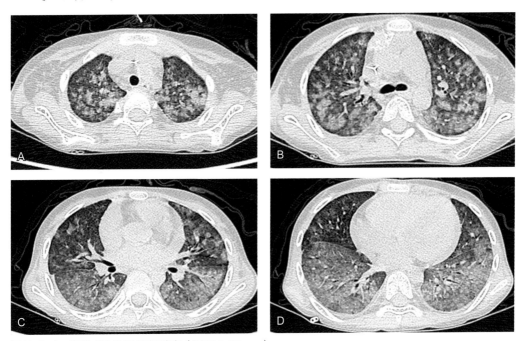

图 7-2-1 胸部 CT 检查 平扫肺窗（层厚 1.25mm）
A ~ D. 肺支气管血管束增多、毛糙，肺透光度略低，双肺可见多发结节状磨玻璃影、支气管周围分布，部分融合成大片，两下肺为著，肺门显著，心影饱满

### 病例 2

患儿，男，10 岁，白血病，骨髓移植后 20 天，发热、咳嗽、气促、呼吸困难、咯血。肺泡灌洗液见血性液体（图 7-2-2，7-2-3）。

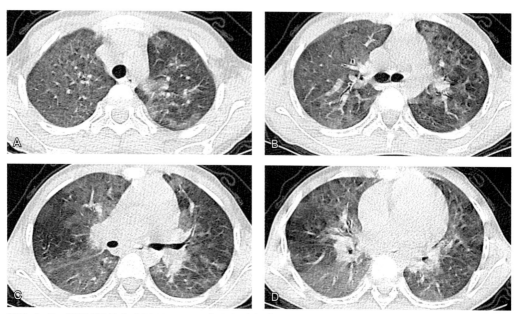

图 7-2-2 胸部 CT 检查（2014-02-27）平扫肺窗（层厚 1.25mm）

A ~ D. 肺支气管血管束增多、毛糙，肺透光度略低，双肺弥漫磨玻璃影，呈叶段分布，肺门显著，心影饱满

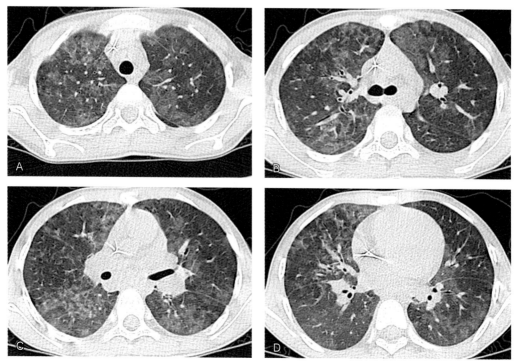

图 7-2-3 患儿治疗后（2014-03-10）复查，胸部 CT 检查 平扫肺窗（层厚 1.25mm）

A ~ D. 肺支气管血管束增多、毛糙，肺透光度不均匀减低，弥漫磨玻璃影较前次有吸收，部分小叶间隔增厚，肺门显著，心影饱满

结 果

弥漫性肺泡出血

# 第三节　特发性肺炎综合征

**特发性肺炎综合征**（idiopathic pneumonia syndrome，IPS），定义为无肺部感染、心功能不全、急性肾衰竭、超液体负荷的急性弥漫性肺损伤。原因可能是由于移植前化疗药物的毒性、免疫效应，如 GVHD 等，可发生在 5%～25% 的移植受体中。

## 临床特征

平均发病时间为移植后 21～78 天，发病高峰时间段为移植后 2～3 周，通常在移植后 100 天内出现症状，气短、咳嗽、低氧血症和限制性呼吸功能障碍，可有皮疹，病死率达 60%～80%，超过 95% 的患者需要机械通气。迟发性或慢性 IPS 与 IPS 不同，多发生在移植后 11 个月至 8 年，为慢性 GVHD 的肺部表现。

## HRCT 征象

分为三大类。

（1）累及肺实质。

急性间质性肺炎（AIP）/急性呼吸窘迫综合征（ARDS）：双肺弥漫磨玻璃影或实变伴有小叶间隔增厚，铺路石征，多集中在肺叶背侧及基底部。

嗜酸性肺炎（EP）：双肺斑片状磨玻璃影伴小叶间隔增厚。

（2）累及血管上皮。

非心源性毛细血管渗漏综合征：双肺磨玻璃影或实变，集中在肺门及支气管周围区域，小叶间隔光滑增厚，类似肺水肿，无心影增大。

弥漫性肺泡出血：广泛弥漫磨玻璃影伴有铺路石征。

（3）累及气道上皮。

机化性肺炎：沿着气管支气管束或胸膜下的含气腔的实变，气腔周围磨玻璃影。

闭塞性细支气管炎综合征：马赛克灌注征、支气管扩张、呼气相时的空气潴留。

## 病理学特征

有透明膜的弥漫性肺泡损伤，淋巴细胞性细支气管炎或闭塞性细支气管炎伴机化性肺炎。移植早期主要表现为伴出血的弥漫性肺泡损伤，晚期多表现为支气管肺泡炎症以及上皮损伤。

## 诊断要点

- 骨髓或造血干细胞移植后排除一切呼吸道感染因素外出现的肺损伤。
- 临床出现发热、咳嗽、呼吸困难症状。
- CT表现磨玻璃影最多见，还可见铺路石征。
- 组织学有透明膜的弥漫性肺泡损伤、淋巴细胞性细支气管炎或闭塞性细支气管炎伴机化性肺炎。

## 鉴别诊断

肺水肿、机会性感染。

### 病例 1

患儿，女，11岁，急性非淋巴细胞白血病，异基因造血干细胞移植术后5个月，出现呼吸困难（图7-3-1，7-3-2）。

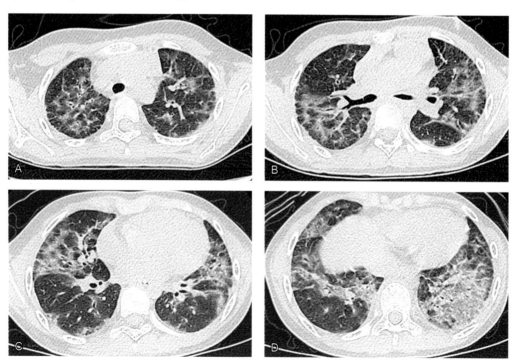

图7-3-1　胸部CT检查（2014-06-29）平扫肺窗（层厚1.25mm）

A～D.肺支气管血管束增多、毛糙，双肺弥漫磨玻璃影及索条影，肺门显著，心影不大

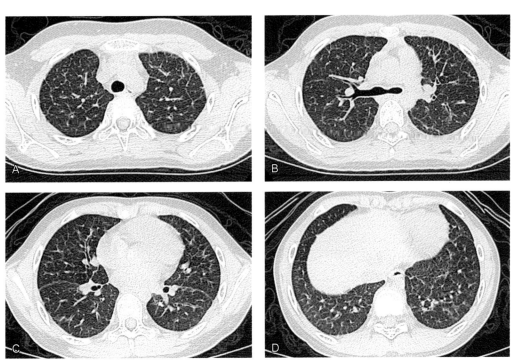

图 7-3-2　患儿治疗后（2014-11-25）复查，胸部 CT 检查 平扫肺窗（层厚 1.25mm）
A ～ D.肺内磨玻璃影及实变影较前次有吸收，增厚的小叶间隔较前次有吸收

病例 2

患儿，男，11 岁，急性淋巴细胞白血病造血干细胞移植后 7 天，出现发热、咳嗽、进展性呼吸困难、皮疹（图 7-3-3）。

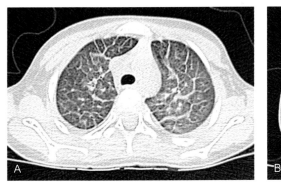
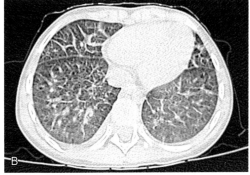

图 7-3-3　胸部 CT 检查 平扫肺窗（层厚 1.25mm）
A、B.肺支气管血管束增多、毛糙，双肺弥漫小叶间隔增厚伴小磨玻璃影，肺门显著，心影不大

**病例 3**

患儿，男，13岁，急性淋巴细胞白血病造血干细胞移植后108天，咳嗽、发热、进行性呼吸困难。实验室检查发现嗜酸性粒细胞明显增多（图7-3-4）。

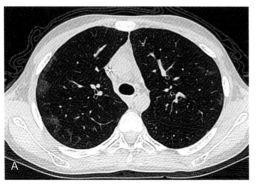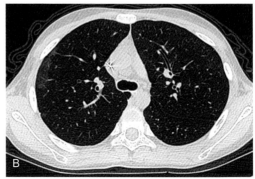

图7-3-4　胸部CT检查 平扫肺窗（层厚1.25mm）
A、B.双肺支气管血管束增多、毛糙，双肺外带散在小磨玻璃影，肺门显著，心影不大

**病例 4**

患儿，男，骨髓移植术后1年，发热、咳嗽、呼吸困难、皮疹（图7-3-5）。

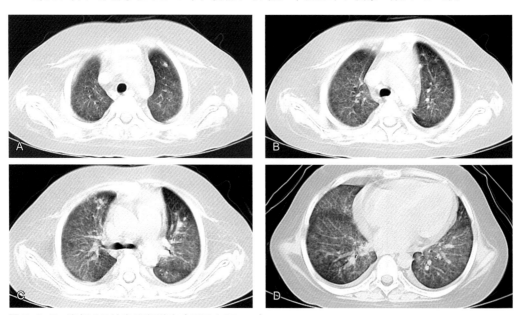

图7-3-5　胸部CT检查 平扫肺窗（层厚1.25mm）
A～D.双肺支气管血管束增多、毛糙，肺透光度减低，弥漫磨玻璃影，散在小片状实变影，肺门显著，心影轻度增大，心包积液

病例 **5**

患儿，男，10岁，急性淋巴细胞白血病，异体外周血造血干细胞移植后1年半，气促1个月（图7-3-6）。

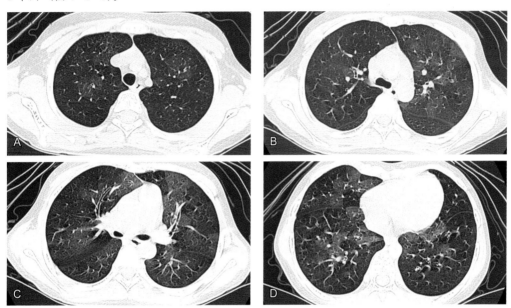

图7-3-6 胸部CT检查 平扫肺窗（层厚1.25mm）

A ~ D. 双肺支气管血管束增多、毛糙，肺透光度不均匀增高，可见散在磨玻璃影，马赛克灌注征，双下肺部分支气管壁增厚

**结 果**

特发性肺炎综合征

病例 1 闭塞性细支气管炎伴机化性肺炎

病例 2 肺静脉闭塞性疾病

病例 3 嗜酸性肺炎

病例 4 急性间质性肺炎

病例 5 闭塞性细支气管炎综合征

## 第四节 巨细胞病毒肺炎

**巨细胞病毒肺炎**（cytomegalovirus pneumonia，CMV pneumonia），是可以引起免疫抑制患者致死性疾病的机会性感染，是移植受者的重要并发症。骨髓移植患者并发CMV活动性感染并导致间质性肺炎，致死率达80%以上。

## 临床特征

轻者有低热、胸闷、咳嗽、呼吸困难等呼吸道症状，重者则可能发展为呼吸衰竭，且容易合并细菌、真菌等二重感染，严重威胁生命。

## HRCT 征象

双肺多发小叶中心结节 > 磨玻璃影 > 实变 > 网结影。

## 实验室检查

支气管肺泡灌洗液的 CMV DNA 阳性或 CMV 培养阳性，常用 PCR 检测 CMV DNA。CMV mRNA 用于诊断活动性 CMV 感染。

## 诊断要点

- 骨髓或造血干细胞移植后 100 天内出现症状。
- 低热、胸闷、咳嗽、呼吸困难。
- 双肺多发小叶中心结节 > 磨玻璃影 > 实变 > 网结影。
- CMV mRNA 用于诊断活动性 CMV 感染。

## 鉴别诊断

其他病毒及细菌感染。

### 病例

患儿，男，9 岁 7 个月，确诊慢性粒细胞白血病 8 年 3 个月，慢性粒细胞白血病急性变 9 个月，急性淋巴细胞白血病 3 个月，外周血造血干细胞移植术后 65 天，发热、咳嗽、胸闷（图 7-4-1）。

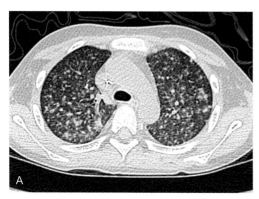
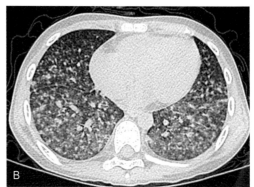

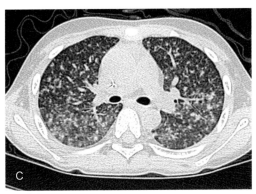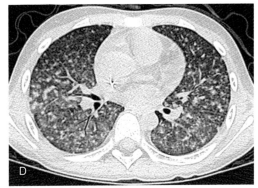

图 7-4-1 胸部 CT 检查 平扫肺窗（层厚 1.25mm）

A～D. 肺支气管血管束增多、毛糙，双肺弥漫多发小结节影及散在磨玻璃影，肺门显著，心影不大

## 结 果

巨细胞病毒肺炎

# 第五节　腺病毒肺炎

**腺病毒肺炎**（adenovirus pneumonia，AP），可发生在骨髓移植、肾移植、肝移植的接受者中，但在骨髓移植受者中发病率最高，死亡率可高达 60%～80%。

## 临床特征

见于骨髓移植后 100 天内，儿童出现持续高热、咳嗽、低氧血症及迅速发展的呼吸困难。可以混合流感嗜血杆菌、肺炎链球菌、沙眼衣原体。后遗症取决于疾病发展情况，可以完全吸收或遗留慢性后遗症如闭塞性细支气管炎、间质纤维化和支气管扩张。

## HRCT 征象

双肺多发团簇状实变，密度高，边缘模糊，可融合成大片，病变以肺门为中心，外带少。

## 病理学特征

活动渗出性有肺透明膜的弥漫性肺损伤和坏死性支气管炎 / 细支气管炎、坏死性支气管中心性肺炎，可快速进展导致弥漫性肺泡损伤和机化性肺炎。

## 诊断要点

- 骨髓移植后 100 天内。
- 持续高热、咳嗽、低氧血症及迅速发展的呼吸困难。
- 双肺多发团簇状实变，密度高，边缘模糊，可融合成大片。
- 有肺透明膜的弥漫性肺损伤和坏死性支气管炎 / 细支气管炎。

## 鉴别诊断

机会性感染

患儿，女，4 岁，急性淋巴细胞白血病，干细胞移植后出现咳嗽、发热（图 7-5-1，7-5-2）。

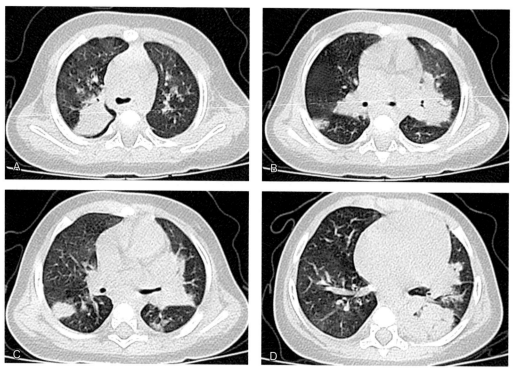

图 7-5-1　胸部 CT 检查（2016-05-06）平扫肺窗（层厚 1.25mm）
A ～ D. 双侧胸廓饱满，双肺透光度欠均匀，肺内多发斑片状实变影，部分融合

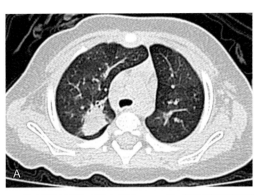
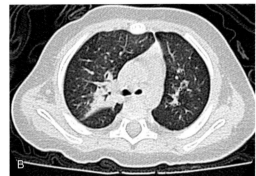
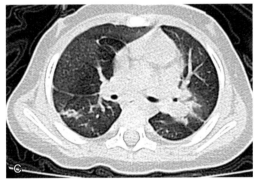
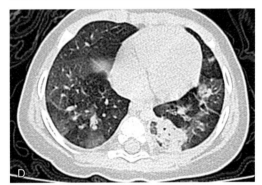

图 7-5-2 患儿治疗后（2016-05-18）复查，胸部 CT 检查 平扫肺窗（层厚 1.25mm）
A ~ D. 肺内实变范围较前有缩小

## 结　果

移植后腺病毒肺炎

# 第八章
# 类似间质性肺疾病的其他疾病

## 第一节 肺动脉高压

**肺动脉高压**，是以毛细血管前肺动脉压力升高为特点的临床综合征，主要由肺血管阻力升高、肺血增多及肺静脉压力增加引起的。共分为五类，即动脉型肺动脉高压、左心疾病所致的肺动脉高压、肺部疾病和（或）低氧所致的肺动脉高压、慢性血栓栓塞性肺动脉高压、原因不明和（或）多种机制所致的肺动脉高压。

### 临床特征

原发性肺动脉高压临床症状多发生在儿童期，出生后 5 年内出现症状，也可发生在婴儿期，表现为发绀、喂养困难、生长发育迟缓、呼吸急促、易疲劳，心脏听诊可闻及 P2 亢进，多数无杂音。儿童期主要症状为运动性呼吸困难、嗜睡、乏力、运动中晕厥。

继发性肺动脉高压除了原有基础疾病的临床症状外，肺动脉高压本身的症状都是非特异性的。早期症状不明显，一旦出现临床症状提示疾病已经进入晚期。

### HRCT 征象

CT 结合肺血管增强扫描可以评估肺实质及肺血管情况。

肺实质内表现为肺灌注欠均匀、马赛克灌注征、小叶中心型结节、小叶间隔增厚、磨玻璃影及胸腔积液。还可以发现肺间质疾病及胸廓畸形。

CT 血管造影可以帮助识别肺动脉高压导致的继发病变，如动脉瘤及动脉夹层。还可以发现肺静脉闭塞性疾病及毛细血管瘤病导致的肺动脉高压。

### 病理学特征

肺动脉的中膜肥厚、弹性肺动脉扩张、内膜粥样硬化及右室壁肥厚等是不同类型肺动脉高压共同的肺动脉组织病理改变。

诊断要点

- 儿童期多为肺动脉高压。
- 发绀、喂养困难、生长发育迟缓、呼吸急促、易疲劳，心脏听诊可闻及P2亢进。
- CT显示马赛克灌注征、小叶中心型结节、小叶间隔增厚、磨玻璃影及胸腔积液。
- 肺动脉中膜肥厚、弹性肺动脉扩张、内膜粥样硬化及右室壁肥厚。

**病例 1**

患儿，男，18个月，哭闹后口唇青紫7个月余。

查体：发育迟缓（图8-1-1）。

心脏彩超：肺动脉高压，右心房、右心室增大。

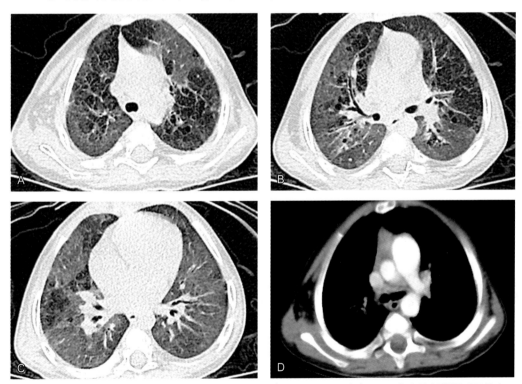

图8-1-1　胸部CT检查（2016-09-22）平扫肺窗（层厚1.25mm）（A～C）和胸部增强CT检查增强纵隔窗（D）

A～C. 肺支气管血管束增多，透光度不均匀，双侧肺野内弥漫分布结节样、条片状及网格样高密度影，并可见多发灶样及泡样透光度增高区；D. 血管增强见肺动脉主干增宽

**病例 2**

患儿，男，7个月，哭闹后口唇青紫3个月余。

查体：发育迟缓（图8-1-2）。

心脏彩超：肺动脉高压，右心房、右心室增大。

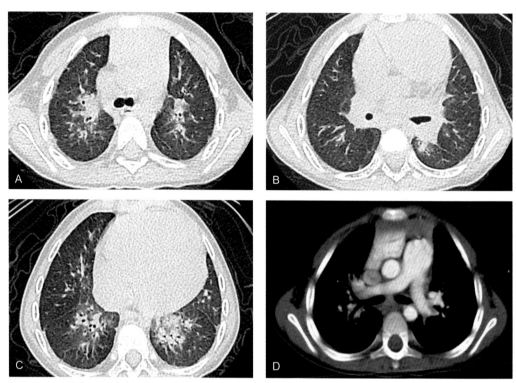

图 8-1-2　胸部 CT 检查 平扫肺窗（层厚 1.25mm）（A～C）和胸部增强 CT 检查 增强纵隔窗（D）
A～C.肺支气管血管束增多，透光度不均匀，双侧肺野内近胸膜下索条影，双下肺磨玻璃影；D.血管增强见肺动脉主干增宽

## 结　果

原发性肺动脉高压

# 第二节　甲基丙二酸血症合并同型半胱氨酸血症

甲基丙二酸血症合并同型半胱氨酸血症（methylmalonic acidemia combined with homocysteinemia，MMACHC），遗传性甲基丙二酸血症（MMA）是先天性有机酸代谢异常中最常见的类型，为常染色体隐性遗传病，是由甲基丙二酰辅酶 A 变位酶缺陷及其辅酶钴胺素（即维生素 $B_{12}$）代谢障碍引起的，累及神经、血液、肾脏、皮肤等全身多个系统。

## 临床特征

累及多系统，临床表现各异，以神经系统及肾脏受累为主：①神经系统损害，尤其是脑损伤，表现为惊厥、运动功能障碍；②智力落后；③生长发育障碍；④肝肾损害；⑤血液系统异常，巨幼细胞贫血、粒细胞及血小板减少；⑥免疫功能低下；⑦合并心血管系统损伤，肺动脉高压、肥厚性心肌病，有些患儿以呼吸困难、气促为首发症状。

## HRCT 征象

累及心血管系统，以肺动脉高压表现多见，肺内见小叶间隔增厚、小叶中心结节、磨玻璃影；肺动脉增宽；伴有双侧胸腔积液、心包积液。

## 诊断要点

- 先天性有机酸代谢异常中最常见的类型，为常染色体隐性遗传病。
- 临床累及多个系统，以神经系统和肾脏受累为主，累及心血管，可见肺动脉高压。
- CT 显示肺动脉高压改变，肺内小叶间隔增厚，小叶中心结节、磨玻璃影。
- 不明原因的肺动脉高压，要考虑代谢性疾病。

患儿，女，4岁，活动减少伴生长发育迟缓4年，间断面部水肿1年（图8-2-1，8-2-2）。

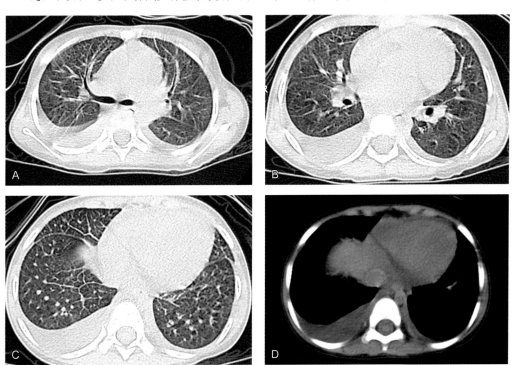

图 8-2-1 胸部 CT 检查（2011-10-19）平扫肺窗（层厚 1.25mm）（A ~ C）和平扫纵隔窗（D）
A ~ C. 肺支气管血管束增多，双侧肺野内可见弥漫结节灶，左肺下叶肺野内见索条影，肺门区未见明显病灶；D. 双侧胸腔积液，以右侧为著

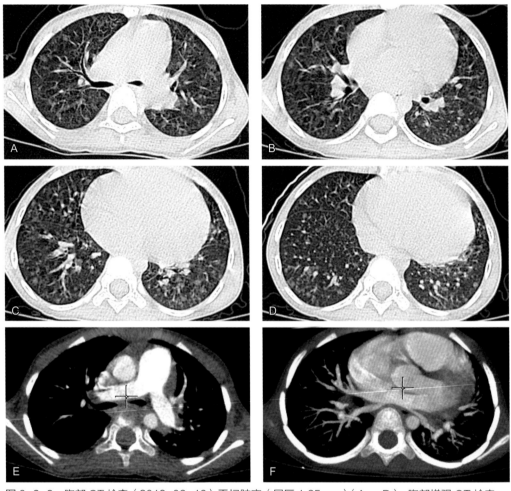

图 8-2-2　胸部 CT 检查（2012-09-19）平扫肺窗（层厚 1.25mm）（A ~ D）、胸部增强 CT 检查增强纵隔窗（E）和轴位最大密度投影（F）

A ~ D. 肺支气管血管束稍多、毛糙，肺透光度欠均匀，双肺野内多发磨玻璃小结节影，分布均匀，密度较低，相互无融合，肺门区未见明显病灶；E、F. 心影增大，肺动脉段增宽，最宽处约 2.5cm，同层主动脉宽约 1.7cm，双侧肺动脉增粗，但段以下肺动脉增宽不明显，肺静脉普遍细小，左主支气管受压前后径略窄

## 病例 2

患儿，女，16 个月，气促 6 个月余（图 8-2-3）。

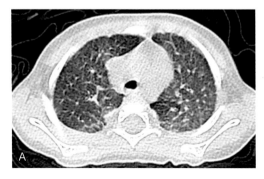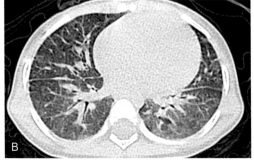

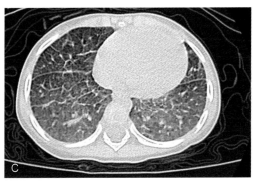
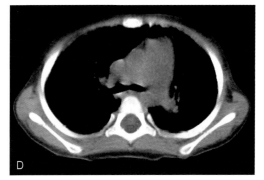

图 8-2-3 胸部 CT 检查 平扫肺窗（层厚 1.25mm）（A～C）和平扫纵隔窗（D）
A～C. 双肺透光度减低、双肺纹理增多、模糊毛糙，肺内见小叶间隔增厚，双肺网格样改变，可见散在小结节影；D. 肺动脉主干宽约 2.0cm，同层主动脉宽约 1.4cm

**病例 3**

患儿，女，12 岁 10 个月，乏力 3 个月余，间断发热伴咳嗽 12 天（图 8-2-4，8-2-5）。

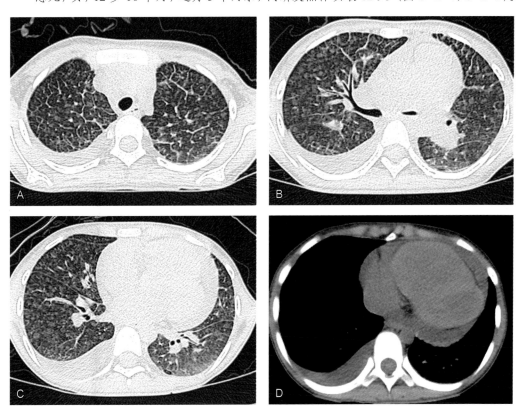

图 8-2-4 胸部 CT 检查（2016-12-13）平扫肺窗（层厚 1.25mm）（A～C）和平扫纵隔窗（D）
A～C. 肺支气管血管束增多，肺透光度欠均匀，广泛小叶间隔增厚，叶间胸膜增厚，双肺多发模糊小结节影及斑片影，肺门区未见明显病灶；D. 心影丰满，心包腔内大量液体，右侧胸腔积液

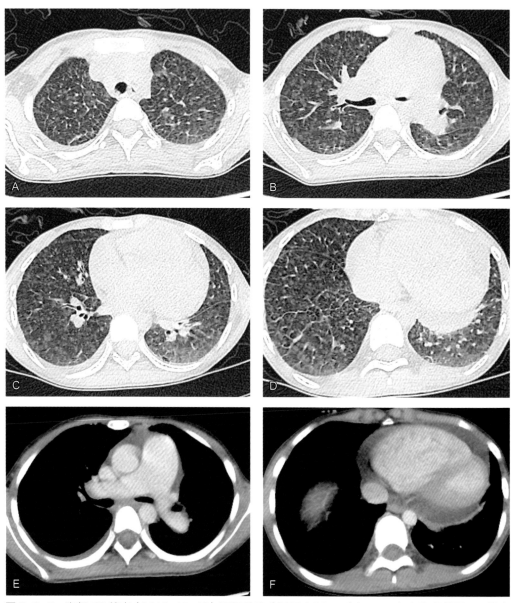

图 8-2-5　胸部 CT 检查（2016-12-18）平扫肺窗（层厚 1.25mm）（A ～ D）和胸部增强 CT 检查增强纵隔窗（E、F）

A ～ D. 双肺弥漫磨玻璃样小片影，两下肺叶广泛小叶间隔增厚。E、F. 心包、双侧胸腔少量积液，较前次减少。肺动脉稍粗，肺动脉干宽径 3.3cm，同层主动脉宽约 2.4cm

## 结　果

甲基丙二酸血症合并同型半胱氨酸血症；继发肺动脉高压（中 - 重度）

# 第三节　肺淋巴管扩张症

**肺淋巴管扩张症**（pulmonary lymphangiectasis，PL），分为先天性和继发性，继发性 PL 多与先天性心脏病有关。PL 是一种肺淋巴管罕见的先天性发育障碍，特征是肺胸膜下、小叶间隔内、血管周围的和细支气管周围淋巴管扩张。

## 临床特征

病因可能与遗传因素有关，大多数在新生儿期或婴儿期发病。然而，也有一些在儿童、青少年甚至成人期发病。出生后很快出现呼吸困难，进而迅速发展为呼吸衰竭，难治性低氧血症，可有心搏骤停、气胸、胸腔积液、持续性肺动脉高压、低蛋白血症。年长儿症状包括慢性呼吸快、复发性咳嗽、喘息、乳糜胸、乳糜心包和乳糜腹水。

## HRCT 征象

双肺支气管血管束周围间隔增厚、小叶间隔增厚和叶间间隔周围组织增厚；磨玻璃影；胸腔积液。

## 病理学特征

小叶间隔内、支气管血管束旁、胸膜内见扩张的淋巴管。

## 诊断要点

- 新生儿在出生后出现呼吸困难、难治性低氧血症和胸腔积液。
- 年长儿慢性呼吸快、反复性咳嗽、喘息、乳糜胸。
- CT 显示双肺支气管血管束增厚、小叶间隔增厚和叶间间隔组织增厚；磨玻璃影；胸腔积液。
- 肺组织病理显示小叶间隔内、支气管血管束旁、胸膜内见扩张的淋巴管。

## 鉴别诊断

间质性肺水肿。

患儿，女，4 岁，咳嗽、发热 5 天，偶然发现血小板减少、影像学表现异常、乳糜胸 20 天（图 8-3-1）。

淋巴管造影诊断胸导管发育不良，淋巴管扩张。

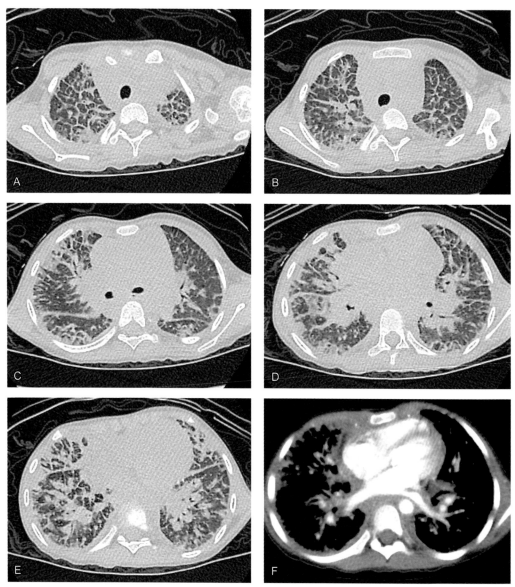

图 8-3-1　胸部 CT 检查 平扫肺窗（层厚 1.25mm）（A～E）和胸部增强 CT 检查增强纵隔窗（F）
A～E. 肺支气管血管束增多，双肺支气管血管束周围间隔增厚、小叶间隔增厚，胸膜下斑片影；F. 心影正常，少量心包积液，少量胸腔积液

**结　果**

肺淋巴管扩张症

# 第四节　肺淋巴管瘤病

**淋巴管瘤病**，是一种罕见的良性血管肿瘤性疾病。淋巴管瘤实质单一畸形，淋巴管瘤病是指多发的淋巴管瘤，可以出现单个器官或多器官受累。弥漫的淋巴管瘤病在肺部、骨骼和其他器官弥漫性浸润。有肺部受累的也称为弥漫性肺淋巴管瘤病（diffuse pulmonary lymphangiomatosis，DPL），以肺部淋巴管异常增殖为特征，病变常呈弥漫性或多灶性分布，也常累及纵隔内器官和淋巴系统。

## 临床特征

可发生在任何年龄，以幼儿和青少年多见。弥漫性淋巴管瘤病临床表现取决于所涉及的器官部位和范围，累及胸部可有喘息、咳嗽、咯血、呼吸困难、发热、复发性肺炎和复发性胸腔积液。

## HRCT 征象

①双肺支气管血管束周围间隔增厚、小叶间隔增厚和叶间间隔周围组织增厚；②纵隔内及肺门区软组织渗出浸润；③磨玻璃影；④胸腔积液；⑤骨骼破坏呈囊性改变。

## 病理学特征

淋巴管瘤病病理特点为淋巴血管腔的数目增加和继发淋巴管扩张。淋巴管瘤具有淋巴管增殖、扩张、增厚的特性，淋巴管周围可见胶原蛋白、肌纤维和梭形细胞。

## 诊断要点

- 累及多个器官，广泛的骨、软组织受累，以及肺、肝或脾受累。
- 累及胸部可有喘息、咳嗽、咯血、呼吸困难、发热、复发性肺炎和复发性胸腔积液。
- CT 显示小叶间隔增厚、支气管血管束增厚、磨玻璃影、纵隔软组织渗出浸润、胸膜增厚及胸腔积液。
- 淋巴管瘤病病理显示为淋巴血管腔的数目增加和继发淋巴管扩张。

## 鉴别诊断

肺淋巴管扩张症、肺水肿。

**病例 1**

患儿，男，4 岁 6 个月，咳嗽 3 个月余，加重半个月（图 8-4-1）。

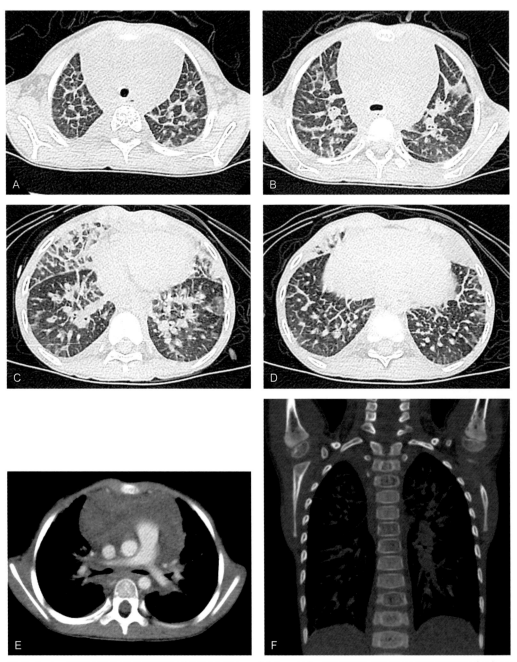

图 8-4-1　胸部 CT 检查 平扫肺窗（层厚 1.25mm）（A ～ D）、胸部增强 CT 检查 增强纵隔窗（E）和冠状位多平面重建（F）

A ～ D. 双肺支气管血管束周围间隔增厚、小叶间隔增厚和叶间间隔周围组织弥漫增厚；E. 纵隔内软组织弥漫增厚；F. 多发椎体、肱骨近端骨质破坏

病例 2

患儿，女，7 岁，咳嗽 2 个月，气促 20 余天，加重 6 天（图 8-4-2）。

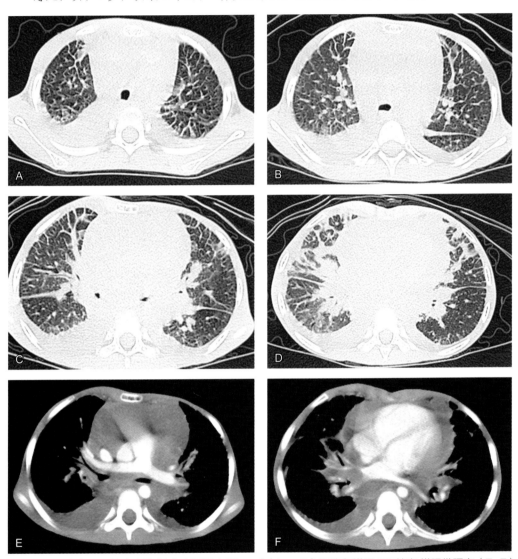

图 8-4-2 胸部 CT 检查 平扫肺窗（层厚 1.25mm）（A～D）和胸部增强 CT 检查 增强纵隔窗（E、F）
A～D. 肺支气管血管束增多，双肺各叶肺野内可见云絮状高密度病灶，小叶间隔增厚，以右肺中叶、下叶为著，内可见支气管充气征，双肺外围肺野内可见条形高密度影。E、F. 心脏外围沿心包腔内可见带状稍高密度影，宽约 1.5mm。肺动脉及肺静脉略细。双侧后胸壁内侧可见新月形稍高密度影

## 结 果

病例 1 淋巴管瘤病，累及肺、纵隔、骨
病例 2 淋巴管瘤病，累及肺、纵隔

# 第五节 肺血栓栓塞症

**肺血栓栓塞症**（pulmonary thromboembolism，PTE），肺栓塞是指内源性或者外源性栓子阻塞肺动脉主干或分支后引起的肺循环障碍、呼吸功能障碍和急性心力衰竭为主要临床表现的病理及生理综合征。其中以肺血栓栓塞最为常见，肺栓塞的危险因素分为原发性和继发性两种，原发性危险因素多由遗传因素导致，继发性危险因素包括创伤、长期卧床、恶性肿瘤、心脑血管疾病、代谢性疾病及风湿免疫性疾病等。

## 临床特征

活动后呼吸困难、乏力、心悸、胸闷及晕厥常见。其他症状包括咳嗽、咯血、胸痛等。

## HRCT 征象

肺野内局部片状、楔状片影，肺不张或膨胀不全，少至中等胸腔积液。增强扫描肺动脉主干及分支增宽，其内见中央性充盈缺损影。

## 诊断要点

- 危险因素为遗传因素、创伤、长期卧床、恶性肿瘤等
- 活动后气促、胸闷、咳嗽、咯血、胸痛。
- CT 显示肺内片状及楔状实变，需要增强扫描观察血管情况。

 病例

患儿，男，13 岁，发热、咳嗽 1 个月，喘息 7 天（图 8-5-1）。

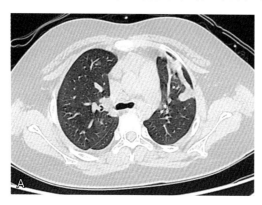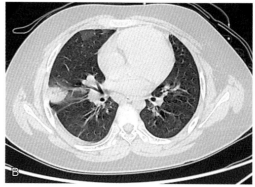

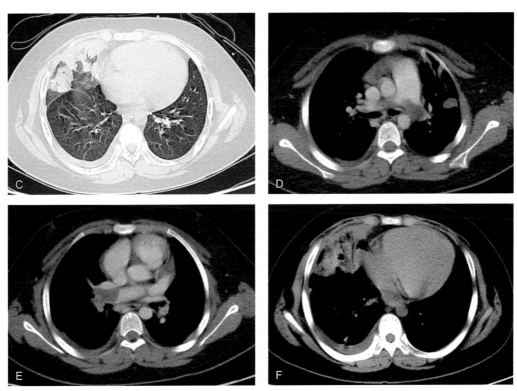

图8-5-1 胸部CT检查 平扫肺窗（层厚1.25mm）（A～C）和胸部增强CT检查 增强纵隔窗（D～F）

A～C. 双肺内可见多发片状及索条影，部分病灶呈楔形，靠近胸膜下分布，以右肺中叶、下叶及左肺上叶为著，增强后强化不均，部分病变未见强化。D～F. 肺动脉主干较同层主动脉粗，左肺动脉主干全程及其分支（左上肺动脉及其分支为主）及右肺动脉主干远端及其分支（右下肺动脉主干及其分支为主）可见广泛条柱状充盈缺损，几乎填充整个管腔，仅于管壁边缘可见少量造影剂影间断显示。右侧胸腔少量积液

## 结 果

### 急性肺动脉栓塞

## 第六节 肺静脉闭塞性疾病

**肺静脉闭塞性疾病**（pulmonary veno-occlusive disease，PVOD），是一种可引起肺动脉高压的临床综合征，可以引起肺动脉高压。其确切病因不明，可能与免疫介导、感染、遗传、化疗药物、中毒等有关。

### 临床特征

发病年龄从出生后8周至70岁，临床表现无特异性，常表现为进行性活动后气短、

咳嗽、咯血、胸痛、乏力等。

## HRCT 征象

肺内小叶间隔增厚，小叶中心型的磨玻璃影，纵隔淋巴结增大。

## 病理学特征

累及小静脉和微静脉，病理表现为肺静脉和小静脉狭窄和（或）闭塞。

## 诊断要点

- 临床表现为咳嗽、咯血。
- HRCT 显示肺内小叶间隔增厚，小叶中心型磨玻璃影，纵隔淋巴结增大。
- 病理表现为肺小静脉及其分支狭窄和（或）闭塞。

### 病例 1

患儿，男，5 岁，反复咯血 3 年，吐血一次，反复咳嗽。

查体：身材矮小（图 8-6-1）。

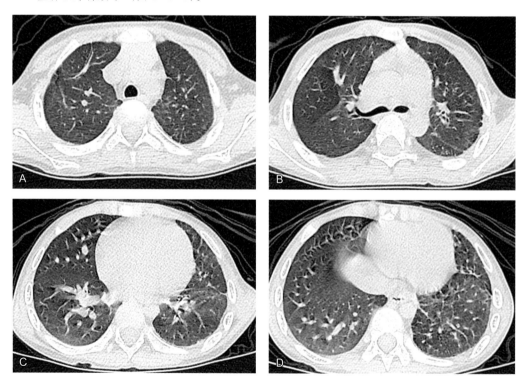

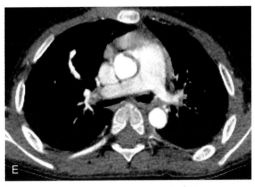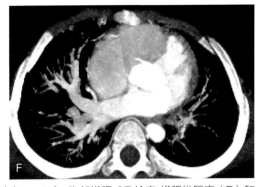

图 8-6-1　胸部 CT 检查 平扫肺窗（层厚 1.25mm）（A～D）、胸部增强 CT 检查 增强纵隔窗（E）和轴位最大密度投影（F）

A～D. 右肺支气管血管束增粗，左肺血管纤细紊乱，可见胸膜下和小叶间隔增厚，双肺内可见散在分布的斑片状磨玻璃影及少许索条状密度增高影。E、F. 左肺动脉干细，近端宽约 8mm，其远端分支减少，右肺动脉增粗，主干宽约 13mm；右肺静脉较粗大，左肺静脉未见显示

**病例 2**

患儿，男，2 岁，反复咯血 3 个月，咳嗽 2 个月（图 8-6-2）。

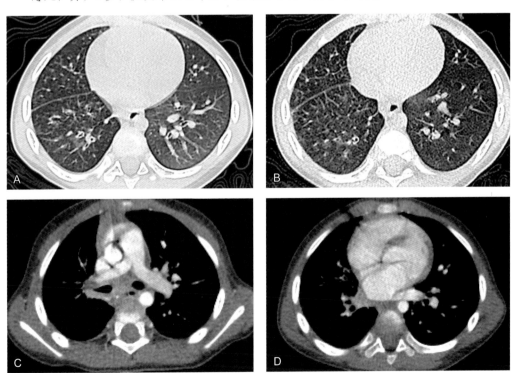

图 8-6-2　胸部 CT 检查 平扫肺窗（层厚 1.25mm）（A～C）和胸部增强 CT 检查 增强纵隔窗（D）

A～C. 右肺体积小，透光度稍低，纵隔心影右移，肺野内可见网状小叶间隔增厚，少许磨玻璃影，下肺野明显，余双肺未见异常片影；D. 增强扫描可见左心房右侧呈盲端，右肺静脉未显示，右肺动脉较左侧略细且分支偏少

病例 **3**

患儿，男，14岁，喘息8年，加重5个月（图8-6-3）。

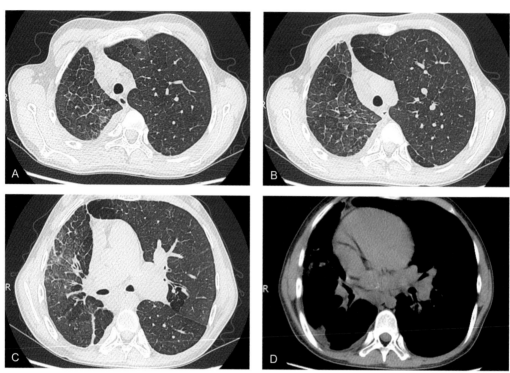

图8-6-3　胸部CT检查 平扫肺窗（层厚1.25mm）（A～C）和平扫纵隔窗（D）
A～C.右肺体积小，双肺透光度欠均匀，呈马赛克灌注征，右肺体积小，可见多发索条影，小叶间隔增厚；
D.右肺静脉细小，近乎闭塞。右肺动脉分支细

**结　果**

病例1　左肺静脉闭塞，左肺动脉细
病例2　右肺静脉闭塞，右肺动脉细
病例3　右肺静脉细，近乎闭塞；右肺动脉细

# 第九章

# 淋巴组织增生性疾病

## 第一节　滤泡性细支气管炎

**滤泡性细支气管炎**（follicular bronchiolitis，FB），指支气管相关淋巴组织（bronchial-associated lymphoid tissue，BALT）呈良性多克隆增殖，病变局限于气道周围形成淋巴滤泡结构。属于反应性肺淋巴疾病中的一类。根据基础病因分为原发性（特发性）和继发性，继发性又分为自身免疫性疾病、免疫缺陷、其他免疫异常、感染等。

### 临床特征

儿童患者较为少见，多以咳嗽、喘息、呼吸窘迫、反复咯血、发热及生长迟缓为症状。

### HRCT 征象

以小叶中心或支气管周围模糊结节为主，可伴磨玻璃影。特征性表现为树芽征。

### 病理学特征

细支气管壁及其周围淋巴细胞增殖、聚集呈滤泡结构并伴有细支气管管腔狭窄或完全闭塞。

### 诊断要点

- 儿童少见，合并相关免疫性疾病。
- 咳嗽、呼吸困难、反复肺炎。
- 小叶中心结节伴周围磨玻璃影，树芽征，病变局限于气道。
- 细支气管壁及周围淋巴滤泡形成，细支气管管腔狭窄或闭塞。

病例 **1**

患儿，女，13 岁 9 个月，间断咯血 2 个月余。

查体：无明显阳性体征（图 9-1-1 ～ 9-1-3）。

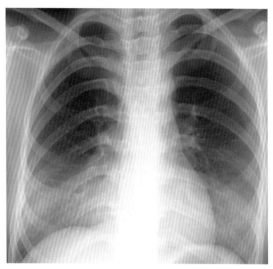

图 9-1-1　胸部 X 线平片（2009-10-12）
双肺纹理粗多、模糊，双下肺内带可见斑片状阴影

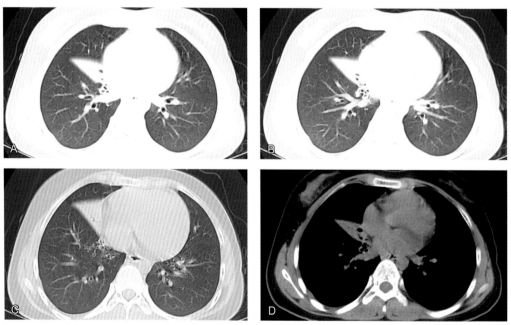

图 9-1-2　胸部 CT 检查 平扫肺窗（层厚 1.25mm）（A ～ C）和平扫纵隔窗（D）
A ～ C. 右中叶可见大片致密影（肺不张），其内可见串珠样及柱状扩张支气管，支气管管壁增厚；D. 右中叶肺动脉分支纤曲增粗

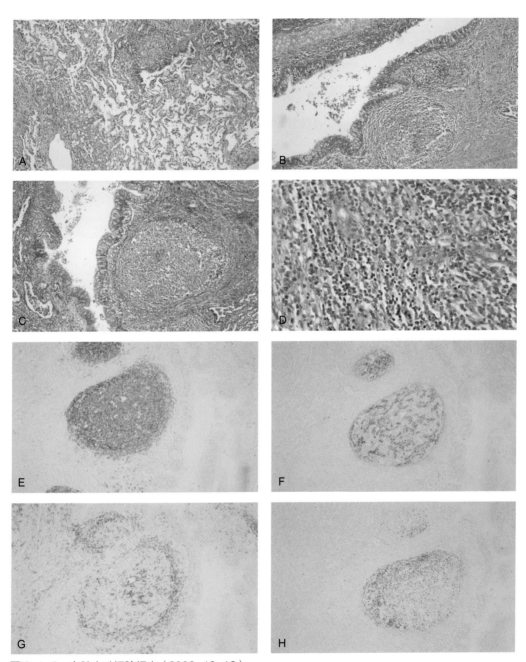

图 9-1-3 右肺中叶切除标本（2009-12-16）

A. HE 染色 ×10，支气管及细支气管周围淋巴组织增生，淋巴滤泡形成，肺血管淤血；B. HE 染色 ×20，支气管周围淋巴组织增生，淋巴滤泡形成；C. HE 染色 ×20，支气管周围淋巴组织增生，淋巴滤泡形成；D. HE 染色 ×40，增生的淋巴组织内散在嗜酸性粒细胞；E. CD20 染色 ×20，滤泡生发中心阳性；F. CD21 染色 ×20，滤泡生发中心、滤泡树突网阳性；G. CD3 染色 ×20，滤泡生发中心及周围散在阳性细胞；H. Ki-67 染色 ×20，生发中心阳性

📎 **病例 2**

患儿，男，8岁，反复咳嗽6个月余，关节痛1个月，气促2周（图9-1-4，9-1-5）。

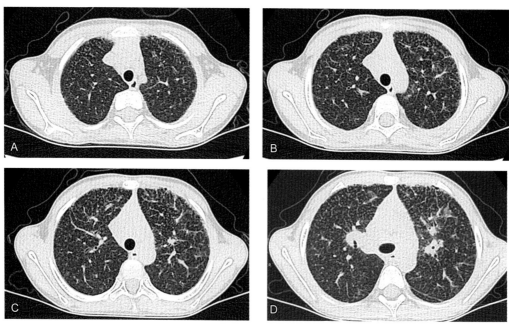

图 9-1-4　胸部 CT 检查（2018-06-04）平扫肺窗（层厚 1.25mm）
双肺支气管血管束增多、毛糙，双肺弥漫小结节影，网格影，叶间胸膜增厚

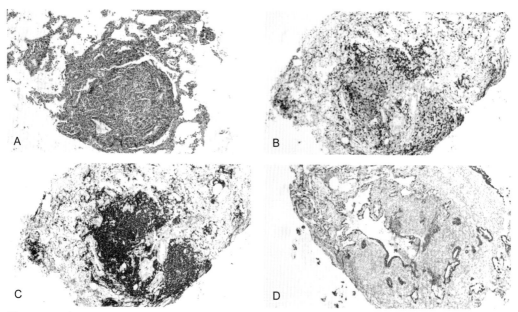

图 9-1-5　右肺中叶胸腔镜活检（2018-6-20）
A. HE 染色 ×10，肺泡间隔增宽，大量淋巴、组织细胞浸润，细支气管及毛细支气管周围淋巴滤泡形成；B.
CD3 染色 ×10，淋巴组织部分表达 T 细胞标记（CD3 阳性）；C. CD20 染色 ×10，淋巴细胞大量表达 B
细胞标记（CD20 阳性）；D. CK 染色 ×10，显示细支气管周围淋巴细胞浸润，管壁上皮部分较完整，部
分上皮受淋巴细胞浸润而破坏

**结 果**

················································

滤泡性细支气管炎

# 第二节　淋巴样间质性肺炎

淋巴样间质性肺炎（lymphoid interstitial pneumonia，LIP），指支气管黏膜相关淋巴组织（mucosal-associated lymphoid tissue，MALT）呈良性多克隆增殖，病变可延伸至肺泡间隔。

## 临床特征

LIP 曾被认为是 AIDS 确定性疾病，30% ~ 40% 的 HIV 感染儿童患有 LIP，其他病因包括干燥综合征、自身免疫性甲状腺疾病、系统性红斑狼疮及 EB 病毒感染等。常见呼吸系统症状有持续性咳嗽及进行性呼吸困难。

## HRCT 征象

最常见征象为磨玻璃影，呈双侧对称分布；可见边缘不清的结节影，呈淋巴管周围分布（胸膜下＞小叶间隔＞小叶中心型＞支气管血管束周围），以基底部为主，多与磨玻璃影伴随。此外，可见囊泡影，呈淋巴管周围分布；支气管血管周围间质增厚。

## 病理学特征

淋巴样细胞自细支气管及其周围蔓延至肺泡间隔，肺间质内广泛浸润。

## 诊断要点

- 淋巴增生和不明原因的间质多克隆炎性浸润。
- 多发生在 HIV 感染的儿童，也有原因不明的患者。
- 持续性咳嗽及进行性呼吸困难。
- 边界不清的小叶中心或胸膜下结节、磨玻璃影、囊泡影、支气管血管周围间质增厚。
- 淋巴细胞广泛浸润肺间质。

## 鉴别诊断

### 黏膜相关淋巴组织淋巴瘤

**病例 1**

患儿，男，6 岁 2 个月，间断咳嗽 4 年。

查体：双手可见杵状指（图 9-2-1 ～ 9-2-4）。

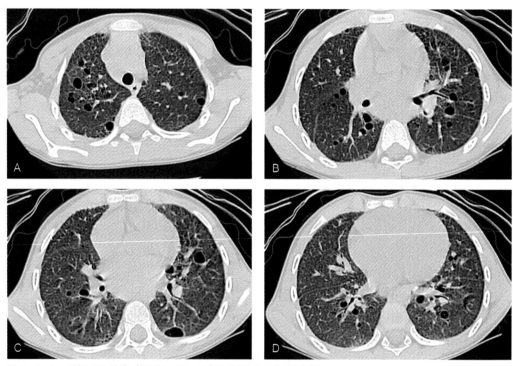

图 9-2-1　胸部 CT 检查（2009-05-13）平扫肺窗（层厚 1.25mm）

A ～ D. 双侧肺内弥漫低密度囊泡影，沿支气管血管束、胸膜等淋巴走行位置为主，周围伴结节影

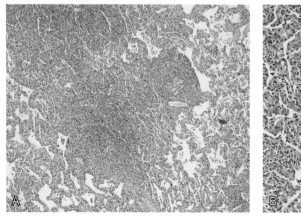

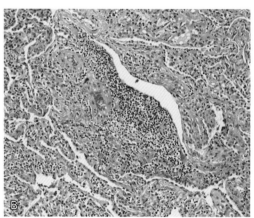

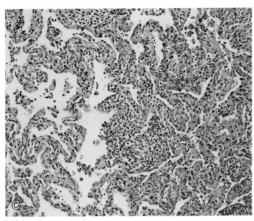
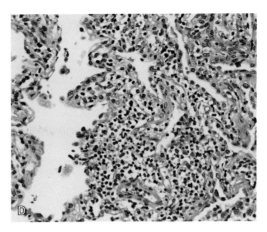

图 9-2-2　右肺上叶胸腔镜活检（2009-06-05）

A. HE 染色 ×10，肺泡间隔增宽，局部淋巴细胞聚集，淋巴滤泡形成；肺泡腔内极少量脱落细胞。B. HE 染色 ×20，间质血管周围可见淋巴细胞浸润呈灶状结节。C. HE 染色 ×20，肺泡间隔多量淋巴细胞浸润。D. HE 染色 ×40，肺泡间隔多量淋巴细胞浸润

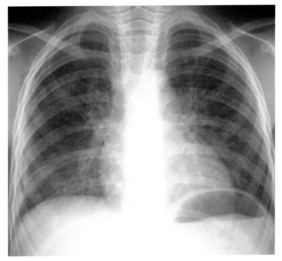

图 9-2-3　患儿术后（2009-06-09）复查，胸部 X 线平片

双肺纹理增多、模糊毛糙，可见细网点状影，右上肺可见淡薄云絮影，肺门模糊，心影不大，右侧胸壁内缘可见少量胸膜影，其外侧胸壁软组织增厚，可见引流管伸入右下胸腔，右上肺可见少量透亮区，内侧为肺边缘，局部腋下肋弓外可见少量透亮影，右膈角模糊，左膈角（－）

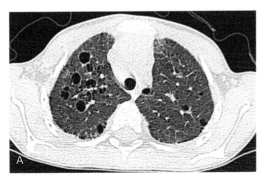
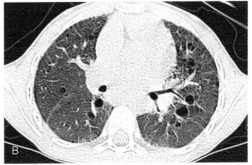

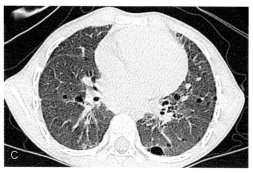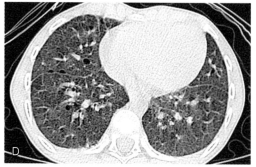

图 9-2-4　患儿治疗后（2011-08-09）复查，胸部 CT 检查 平扫肺窗（层厚 1.25mm）

A ～ D. 双侧肺内弥漫低密度囊泡影，沿支气管血管束、胸膜等淋巴走行位置为主，周围伴结节影。囊泡影较前增多，部分融合。肺内病变较前次变化不明显

## 病例 2

患儿，女，7 岁 11 个月，间断咳嗽、咳痰 5 个月。

查体：无明显阳性体征（图 9-2-5 ～ 9-2-7）。

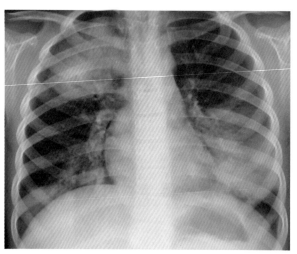

图 9-2-5　胸部 X 线检查（2011-07-08）

双肺纹理粗多、模糊，右上肺及双下肺内可见斑片影

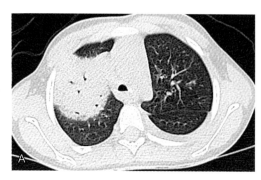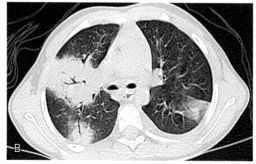

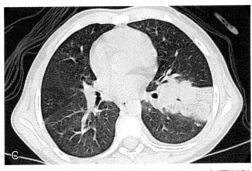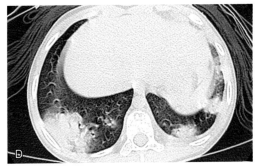

图 9-2-6 胸部 CT 检查（2011-07-16）平扫肺窗（层厚 1.25mm）

A～D. 双肺可见多发团块状高密度影，病变基底部主要位于胸膜下，伴支气管扩张及磨玻璃影；右中叶可见串珠样及柱状扩张支气管，支气管管壁增厚

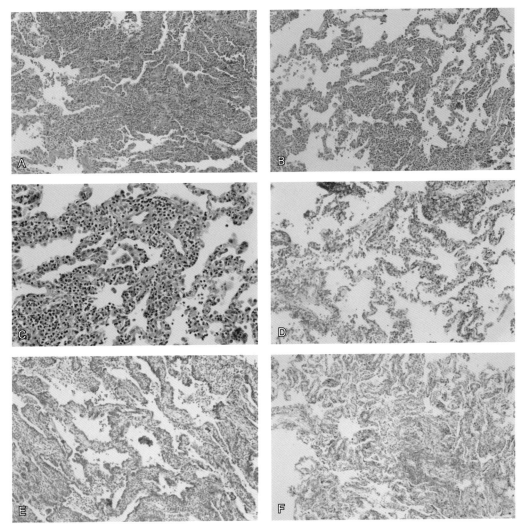

图 9-2-7 右肺下叶胸腔镜活检（2011-07-21）

A. HE 染色 ×20，肺泡间隔弥漫增宽，大量淋巴细胞浸润；B. HE 染色 ×20，肺泡间隔见淋巴细胞为主的浸润；C. HE 染色 ×40，肺泡间隔见淋巴细胞为主的浸润；D. CD3 染色 ×20，CD3 阳性细胞为主；E. CK 染色 ×20，Ⅱ型肺泡上皮细胞增生，肺泡间隔增宽；F. CD8 染色 ×20，大量 CD8 阳性 T 细胞

**结 果**

淋巴样间质性肺炎

# 第三节　霍奇金/非霍奇金淋巴瘤

**霍奇金淋巴瘤/非霍奇金淋巴瘤**（Hodgkin lymphoma / non-Hodgkin lymphoma，HL / NHL）。非霍奇金淋巴瘤是最常见的淋巴瘤，占总例数的80%～90%，主要以多克隆成熟的B细胞为代表，包括滤泡性淋巴瘤、小细胞淋巴瘤等。约50%的患者就诊时伴有胸腔疾病。24%的非霍奇金淋巴瘤发生肺实质性疾病。霍奇金淋巴瘤占所有淋巴瘤病例的10%～20%，85%的患者就诊时患有胸腔疾病。38%的霍奇金淋巴瘤发生肺实质疾病。在霍奇金淋巴瘤中肺部受累多伴有胸腔内淋巴结肿大。这一点与非霍奇金淋巴瘤不同，非霍奇金淋巴瘤肺部受累常无纵隔疾病。

## 临床特征

临床表现不典型，表现为咳嗽、发热，有些患者出现气短、咯血和喘息。少部分患者无症状，常于偶然的影像学检查时发现异常。

## HRCT征象

霍奇金淋巴瘤及非霍奇金淋巴瘤的HRCT表现类似。

（1）结节/肿块型：肺内单发或多发结节，部分呈肿块样实变影，可见支气管充气征（61%见于NHL，47%见于HL），可有空洞形成。

（2）肺炎或肺泡型：表现为沿肺段或肺叶分布的模糊斑片影，可见支气管充气征，偶见空洞。

（3）支气管血管淋巴管型（间质型）：支气管血管束增厚，磨玻璃影。

（4）粟粒型：多发小结节，边界模糊，无支气管充气征。还可见伴有胸腔积液，纵隔内淋巴结肿大（HL多于NHL）。

## 病理学特征

病理改变同原发性肺淋巴瘤。

## 诊断要点

- 非霍奇金淋巴瘤最多见。
- 临床表现不典型，发热、咳嗽。
- HRCT 显示肺内结节及肿块多见，其内伴有支气管充气征，可有坏死。
- 病理改变同原发性肺淋巴瘤。

## 鉴别诊断

结核、真菌感染。

患儿，男，10 岁，白细胞数高 1 年，咳嗽半年，淋巴结肿大及脾大 26 天（图 9-3-1 ~ 9-3-4）。

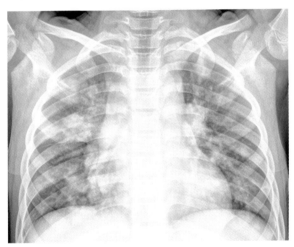

图 9-3-1　胸部 X 线平片（2015-08-21）
*双肺纹理增多、模糊，双侧肺野可见多发散在结节及片状致密影，肺门影增大增重，心影略丰满，上纵隔宽，双肋膈（－）。*

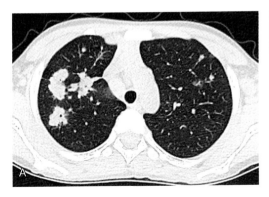

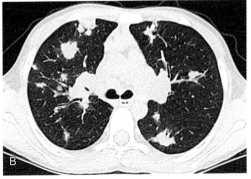

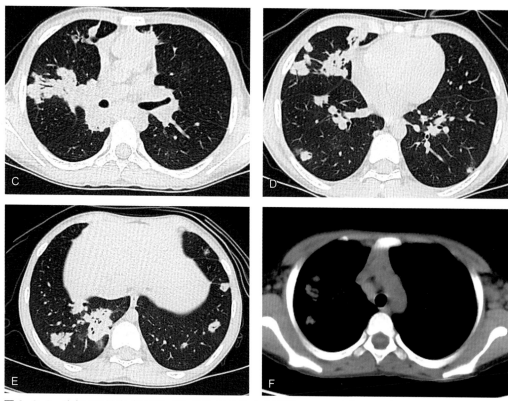

图9-3-2　胸部CT检查（2015-09-17）平扫肺窗（层厚1.25mm）（A～E）和平扫纵隔窗（F）
A～E. 肺支气管血管束增多，双侧肺野内可见多发团片及结节影，内可见支气管充气征，部分支气管管腔扩张，结节部分形态不规则；F. 双侧肺门区见软组织结节影，双侧腋下淋巴结肿大

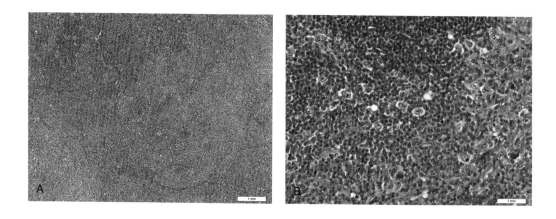

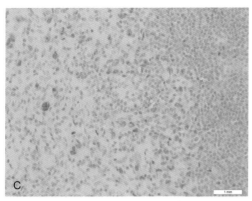
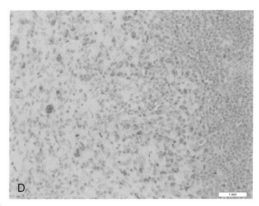

图9-3-3 左腋下淋巴结穿刺活检（2015-09-20）

A. HE 染色 ×10，淋巴结结构破坏，皮髓质分界不清，散在多量增生的异型细胞；B. HE 染色 ×40，在增生的淋巴细胞、嗜酸性粒细胞背景中可见多量散在增生的大细胞，大细胞胞质丰富浅染，细胞核空泡状，可见明显核仁，偶见双核细胞；C. 免疫组化染色 ×40，散在的大细胞表达 CD30；D. 免疫组化染色 ×40，散在的大细胞表达 MUM-1

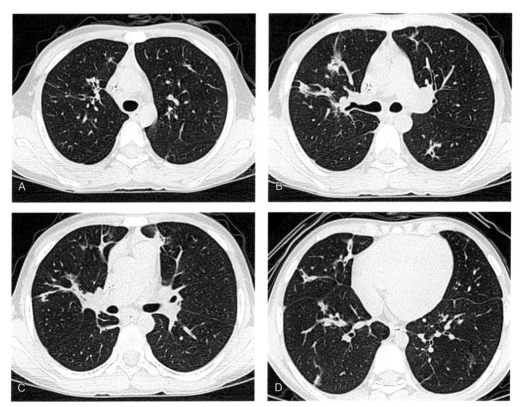

图9-3-4 患儿治疗后（2015-11-02）复查，胸部 CT 检查 平扫肺窗（层厚 1.25mm）

A ～ D. 肺支气管血管束增多，双侧肺野内可见多发不规则斑片影伴周围少许磨玻璃状改变，内可见支气管充气征，部分支气管管腔扩张，范围较前次有吸收。

患儿，男，9 岁 3 个月，发热 20 余天，伴咳嗽 10 余天。

查体：左耳前、枕后、颈前、颈后、左腋下可扪及肿大淋巴结，触之有压痛，边界清，活动性可（图 9-3-5 ～ 9-3-8）。

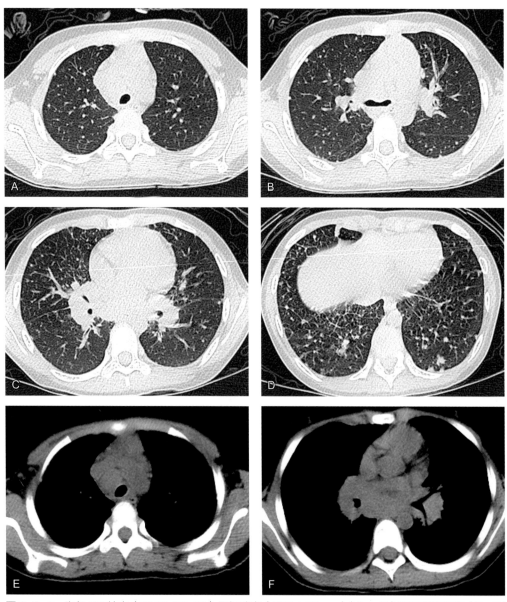

图 9-3-5 胸部 CT 检查（2016-09-30）平扫肺窗（层厚 1.25mm）（A ～ D）和平扫纵隔窗（E、F）
A ～ D. 肺支气管血管束增多，双肺肺野内可见散在多发大小不等的结节影，位于胸膜下及叶间裂处，小叶间隔增厚；E、F. 腔静脉后方及双肺肺门区可见软组织影饱满

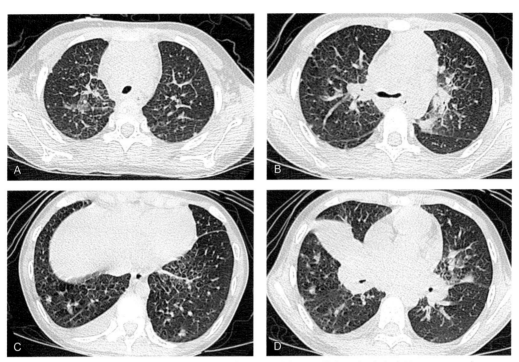

图 9-3-6　患儿抗感染治疗后（2016-10-08）复查，胸部 CT 检查 平扫肺窗（层厚 1.25mm）
A ～ D.右肺中叶出现团块状实变影，肺内网结影及磨玻璃影较前增多。右侧出现胸腔积液

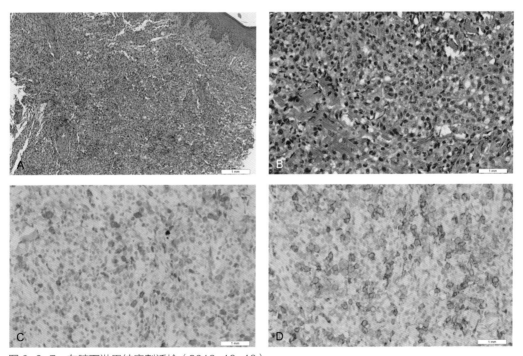

图 9-3-7　左腋下淋巴结穿刺活检（2016-10-10）
A. HE 染色 ×10，表皮较完整，皮下可见弥漫增生的肿瘤细胞；B. HE 染色 ×40，瘤细胞体积大，胞质丰
富浅粉染，细胞核染色浅，可见扭曲核及"马蹄铁"样核；C. CD30 染色 ×40，增生的肿瘤细胞表达
阳性；D. ALK 染色 ×40，增生的肿瘤细胞表达阳性

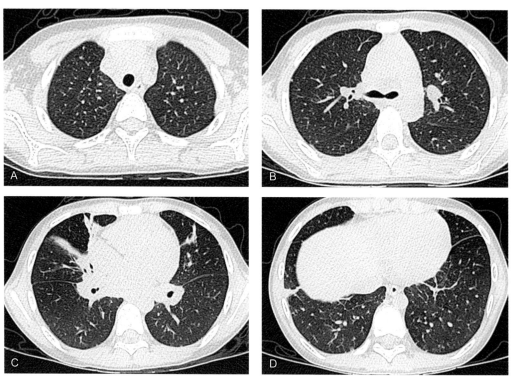

图 9-3-8　胸部 CT 检查（2016-11-15）平扫肺窗（层厚 1.25mm）

A ~ D. 肺内实变、网结影、胸腔积液均较前次有吸收

## 病例 3

患儿，女，21 个月，间断腹痛、食欲缺乏 1 个月余。

腹部超声：胰腺周围不均匀低回声结节，幽门区胃壁增厚、回声减低，肝内多发不均匀低回声区。

外周血：EB-DNA 检测阳性（图 9-3-9 ~ 9-3-12）。

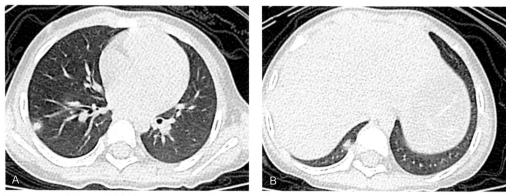

图 9-3-9　胸部 CT 检查（2016-11-15）平扫肺窗（层厚 1.25mm）

A、B. 右下肺胸膜下小结节，边缘似可见晕征

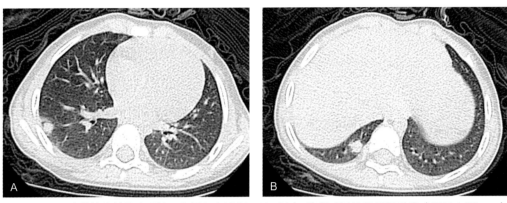

图9-3-10　患儿抗真菌治疗后第一次复查（2016-12-03），胸部CT检查 平扫肺窗（层厚1.25mm）
A、B.肺内结节较前次略有增大，其中结节内似可见支气管充气征

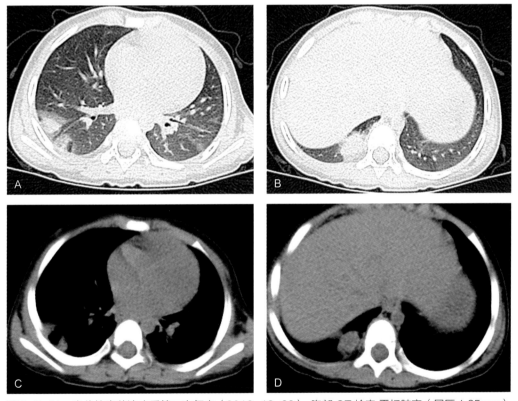

图9-3-11　患儿抗真菌治疗后第二次复查（2016-12-23），胸部CT检查 平扫肺窗（层厚1.25mm）
A～D.肺内结节较前次增大，其内密度欠均匀

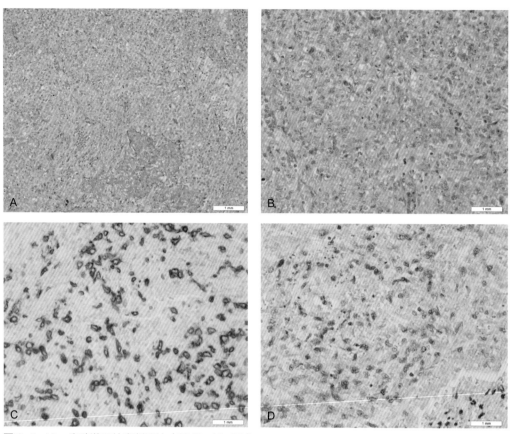

图 9-3-12　腹腔淋巴结穿刺活检（2016-12-25）

A. HE 染色 ×20，肺组织局灶变性，大量异型细胞增生浸润；B. HE 染色 ×40，浸润的细胞中等偏大，胞质及胞核浅染，可见扭曲核及核仁，散在病理核分裂象，肺泡间隔增宽；C. CD3 染色 ×40，浸润的异型细胞表达阳性；D. 原位杂交 EBER 染色 ×40，浸润的异型细胞阳性

## 结　果

病例 1　霍奇金淋巴瘤

病例 2　非霍奇金淋巴瘤

病例 3　非霍奇金淋巴瘤

# 第四节　淋巴瘤样肉芽肿病

淋巴瘤样肉芽肿病（lymphomatoid granulomatosis，LYG），为少见的 EB 病毒相关的淋巴增生性疾病，伴有血管破坏倾向。LYG 属于原发性肺淋巴瘤的一种，但具

有以下特点：①肺部是最常受累的原发部位；②一般无克隆性；③病变以血管为中心分布。

## 临床特征

LYG 是多系统疾病，肺部最常受累，其次为皮肤（50%）、神经系统（25%），累及肾脏罕见。肺部受累的临床症状为咳嗽、呼吸困难、咯血。

## HRCT 征象

肺内多发结节，呈圆形、边界不清的结节，直径 0.5 ~ 8cm，主要分布在下肺，支气管血管束周围也有分布。部分结节可见反晕征，小结节可融合，结节内容易形成坏死、空洞。

## 病理学特征

镜下可见血管为中心的多形性单核细胞渗出，由大量小淋巴细胞、浆细胞、组织细胞和大的非典型 EB 病毒阳性 B 细胞组成。EB 病毒阴性，小淋巴细胞主要是 T 细胞。非典型淋巴细胞形成簇状聚集在血管内，破坏黏膜，导致凝固性坏死。血管壁的纤维素坏死也可发生。按照现在 WHO 定义，LYG 依据含有大的非典型 EBV 阳性 B 细胞的比例分为 3 级，Ⅰ级含量最少，Ⅲ级几乎完全由大的非典型 B 细胞组成。

## 诊断要点

- 属于原发恶性淋巴组织增生性疾病中的一种，多系统受累，肺部为最常见部位。
- 临床症状包括咳嗽、呼吸困难、咯血。
- CT 为肺内多发结节，以下肺及支气管血管束周围分布为主，易坏死、形成空洞。
- 可见以血管为中心的多形性单核细胞渗出，由大量小淋巴细胞、浆细胞、组织细胞和大的非典型 EB 病毒阳性 B 细胞组成。
- 临床表现与病理分级有关联。

## 鉴别诊断

其他淋巴组织增生性疾病。

 病例

患儿，男，5 岁 3 个月，发热 6 天，皮疹 1 天（图 9-4-1）。

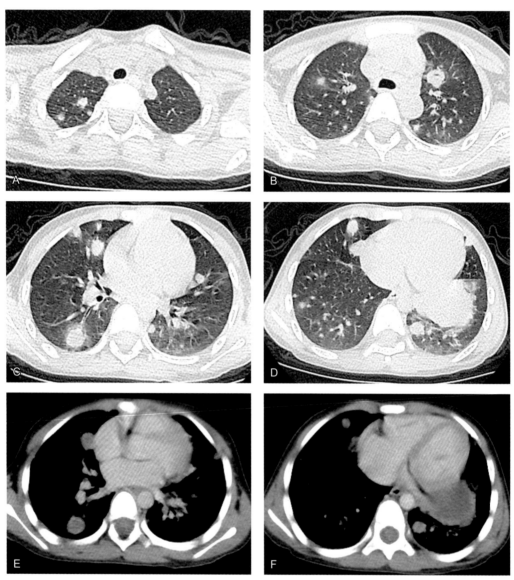

图 9-4-1　胸部 CT 检查 平扫肺窗（层厚 1.25mm）（A ~ D）和胸部增强 CT 检查 增强纵隔窗（E、F）
A ~ D. 肺支气管血管束增多，支气管壁增厚，双肺多发散在分布大小不等结节影及团块影，其内少许支气管充气征，结节边界不清，周围可见晕征；E、F. 增强扫描病灶内未见强化，左下肺团块影内条状血管影穿行，心影丰满

**结　果**

淋巴瘤样肉芽肿病Ⅲ级

# 第五节 未分类弥漫性淋巴组织增生性疾病

**肺淋巴组织增生性疾病**（pulmonary lymphoproliferative disorders，PLPD），以支气管黏膜相关淋巴组织异常增殖、肺内淋巴样细胞浸润为特征的一组疾病。根据细胞形态学及克隆能力的不同，PLPD可分为反应性疾病和肿瘤性疾病，前者包括滤泡性细支气管炎、淋巴样间质性肺炎及结节性淋巴增生，后者包括原发性恶性淋巴组织增生性疾病及继发性淋巴组织增生性疾病。

## 临床特征

多与EB病毒、人类疱疹病毒等相关，临床症状以咳嗽、呼吸困难等为主。

## HRCT 征象

弥漫或支气管血管束周围分布的结节影，边界不清，可融合成片，其内可见支气管扩张；常见中央型间质增厚及散在外周小叶间隔增厚。

## 病理学特征

肺泡间隔、间质气管及血管周围弥漫性淋巴细胞浸润。

## 诊断要点

- 多为EB病毒感染。
- 结节影弥漫或在支气管血管束周围分布，中央型间质增厚、外周小叶间隔增厚。
- 肺泡间隔、间质气管及血管周围弥漫淋巴细胞浸润。

### 病例 *1*

患儿，男，7岁2个月，间断发热8个月，伴腹痛4个月。

查体：双手可见杵状指，肝肋下3cm，脾肋下5cm（图9-5-1～9-5-4）。

实验室检查：

EB-DNA荧光定量增高，提示病毒活动复制。

2012-04-16结果：$3.24 \times 10^4$ 拷贝/毫升。

2012-04-19结果：$8.1 \times 10^3$ 拷贝/毫升。

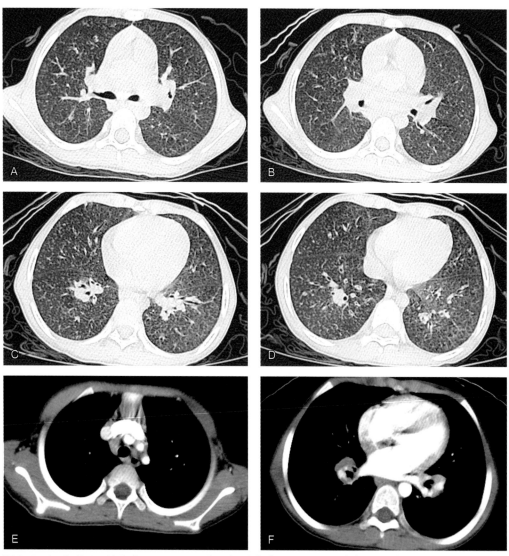

图 9-5-1　胸部 CT 检查（2011-11-02）平扫肺窗（层厚 1.25mm）（A ~ D）和胸部增强 CT 检查增强纵隔窗（E、F）

A ~ D. 双肺透光度降低，肺纹理增多模糊，弥漫分布小结节影，伴中央间质增厚；肺内散在磨玻璃影，胸膜下可见小叶间隔增厚；E、F. 腔静脉后及双肺门可见肿大淋巴结

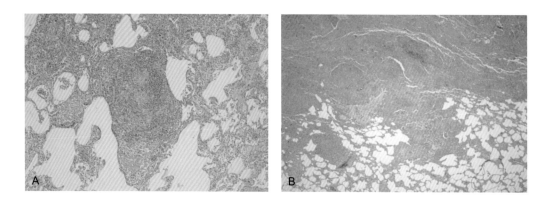

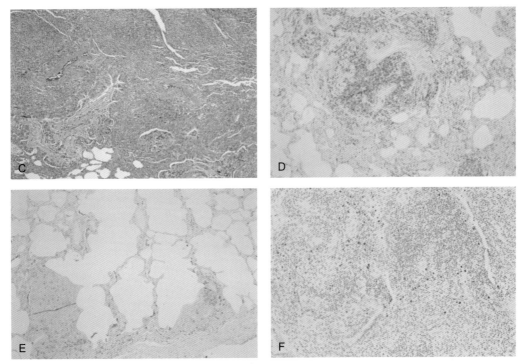

图 9-5-2　右肺上叶胸腔镜活检（2012-06-07）

A. HE 染色 ×20，肺泡间隔增宽，大量淋巴组织增生，淋巴滤泡形成，部分肺泡腔呈小囊状扩张。B. HE 染色 ×10，局灶肺间隔增厚，胶原纤维增生。C. HE 染色 ×10，肺泡间隔增宽，大量淋巴细胞浸润，局灶淋巴细胞聚集。支气管上皮细胞部分脱落，腔内可见多量黏液物质，管周亦可见大量淋巴组织。D. CD3 染色 ×20，淋巴细胞表达阳性。E. CD20 染色 ×10，淋巴细胞表达阳性。F. 原位杂交 EBER 染色 ×20，部分淋巴细胞阳性

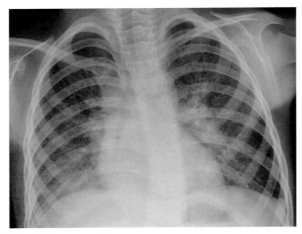

图 9-5-3　胸部 X 线平片（2011-11-13）

双肺纹理毛糙，可见弥漫分布的网点影，以双下肺为著，双侧肋膈角钝，右侧胸膜略厚

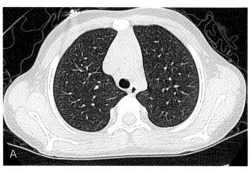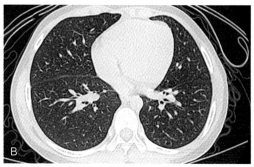

图 9-5-4　患儿治疗后（2012-12-08）复查，胸部 CT 检查 平扫肺窗（层厚 1.25mm）
A、B. 双肺透光度均匀，纹理增多，散在磨玻璃影及条片影，肺内病变较前次明显好转

**病例 2**

患儿，男，4 岁 10 个月，间断发热 9 个月、咳嗽 2 个月。

查体：无明显阳性体征（图 9-5-5 ～ 9-5-8）。

实验室检查：

血清 HHV-6、HHV-7 阳性。

HHV-6 DNA：$1.3 \times 10^1$ 拷贝 /$10^6$ PBNC，HHV-7 DNA $7.3 \times 10^2$ 拷贝 /$10^6$ PBNC。

血清 HSV-IgM 阳性。

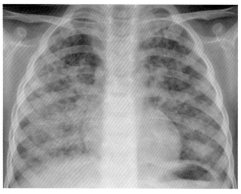

图 9-5-5　胸部 X 线平片（2012-05-30）
双肺纹理模糊、消失，弥漫分布斑片影

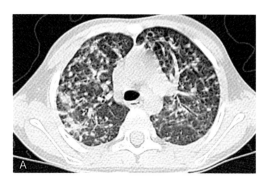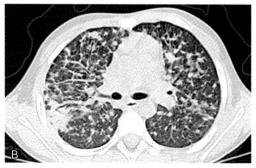

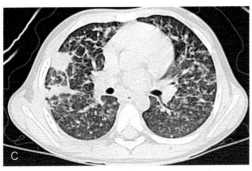
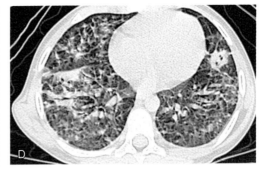

图 9-5-6 胸部 CT 检查（2012-05-30）平扫肺窗（层厚 1.25mm）
A～D. 双肺内可见沿支气管血管束分布的中央型间质增厚伴多发结节，右上叶及下叶可见病灶融合呈片状。结节影大小不等，分布不均。结节内见支气管扩张

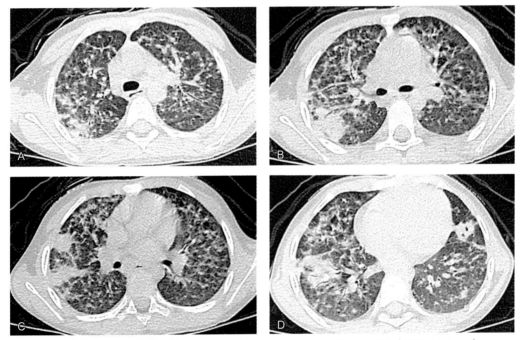

图 9-5-7 患儿抗感染治疗后（2012-06-06）复查，胸部 CT 检查 平扫肺窗（层厚 1.25mm）
A～D. 双肺透光度降低，弥漫分布大小不等结节影，结节及间质病变边缘较前模糊，肺内出现磨玻璃影，病变较前次加重

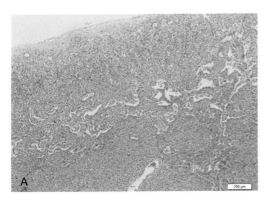
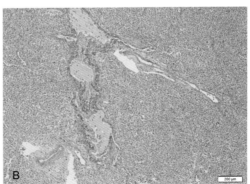

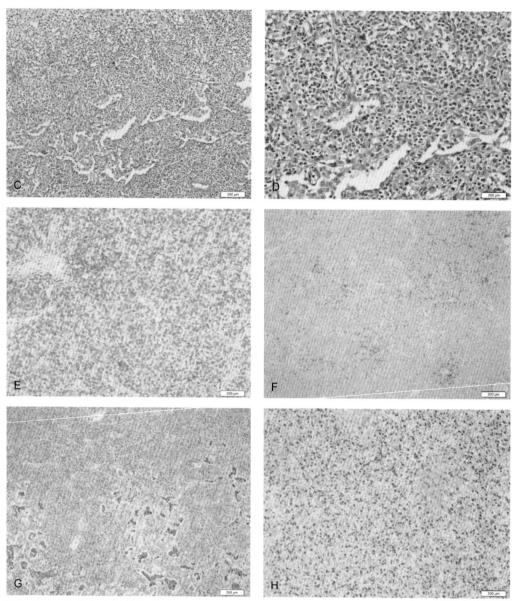

图 9-5-8　右肺上叶胸腔镜活检（2012-06-07）

A. HE 染色 ×10，弥漫密集淋巴细胞浸润；B. HE 染色 ×10，弥漫密集淋巴细胞浸润；C. HE 染色 ×20，弥漫密集淋巴细胞浸润，细胞形态较均匀一致，蓝色深染；D. HE 染色 ×40，弥漫密集淋巴细胞浸润，细胞形态均匀一致，核深染，胞质少，散在少量组织细胞；E. CD3 染色 ×20，弥漫 CD3 阳性细胞；F. CD20 染色 ×20，CD20 阴性；G. CD8 染色 ×20，弥漫 CD8 阳性细胞；H. Ki-67 染色 ×20，阳性细胞约占 30%

## 结　果

病例 1　EBV 阳性 T 淋巴细胞增生性疾病 I 级

病例 2　T 淋巴细胞增生性疾病，考虑为 III 级（肿瘤期）

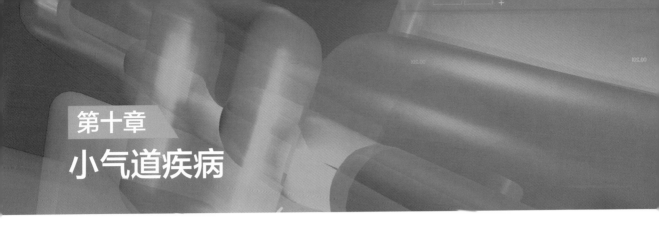

## 第一节　闭塞性细支气管炎

**闭塞性细支气管炎**（bronchiolitis obliterans，BO），是指黏膜下肉芽组织或纤维化组织造成的部分或完全的小于3mm以下的细支气管或肺泡管腔的狭窄或闭塞，为小气道上皮受损继发的上皮再生及瘢痕形成所致。

### 临床特征

儿童群体以感染后BO居多，腺病毒为最常见病原体，其他病因包括Stevens–Johnson综合征、自身免疫性疾病（如类风湿关节炎、干燥综合征、系统性红斑狼疮等）等；其中感染后BO以慢性咳喘和运动不耐受为主要临床特点。表现为阻塞性通气功能障碍、限制性通气功能障碍或混合性通气功能障碍。

### HRCT 征象

儿童感染后BO常见征象有马赛克灌注征（88%）、空气潴留（92%）、支气管管壁增厚（78%）、支气管扩张（96%）、肺不张（66%）及黏液栓（58%）等。

### 病理学特征

细支气管或肺泡管管腔狭窄、管壁增厚、周围炎细胞浸润、平滑肌增生、远端气道扩张伴黏液栓塞等。

### 诊断要点

- 小气道病变，多见于感染后，腺病毒最常见。
- 持续性喘息，早期为阻塞性通气障碍。
- CT表现以马赛克灌注征、空气潴留、支气管扩张为主。
- 病理表现为细支气管或肺泡管管腔狭窄、管壁增厚、周围炎细胞浸润。

患儿，男，5 岁 9 个月，咳嗽 9 个月伴喘息 8 个月。

查体：肝肋下 2cm，余无明显阳性体征（图 10-1-1 ~ 10-1-4）。

实验室检查：血 EBV-VCA-IgG 阳性，提示既往感染。

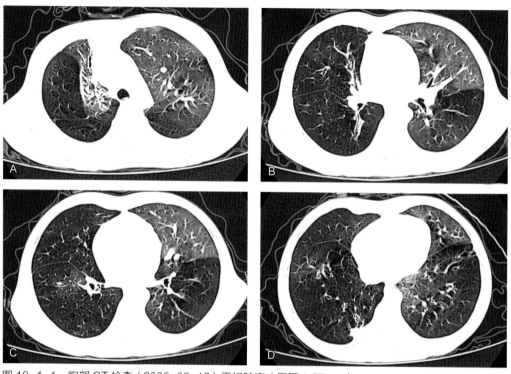

图 10-1-1　胸部 CT 检查（2006-09-12）平扫肺窗（层厚 1.25mm）

A ~ D. 右上肺含气不良伴实质浸润，余右侧及左下肺野透光度增高，纹理稀疏减少，血管管径较左上肺细小，形成马赛克灌注征

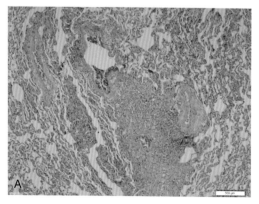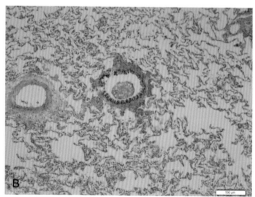

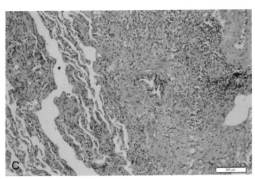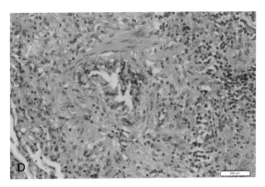

图 10-1-2　右肺上叶及下叶活检（2006-09-19）
A. HE 染色 ×10，气道壁增厚，气腔内可见黏液物质，周围肺泡未见特殊改变；B. HE 染色 ×10，气腔狭窄，气道壁明显增厚伴周围炎细胞浸润；C. HE 染色 ×20，气腔狭窄，气道壁周围肌纤维细胞增生，淋巴细胞浸润；D. HE 染色 ×40，气腔狭窄，气道壁周围肌纤维细胞增生，淋巴细胞浸润

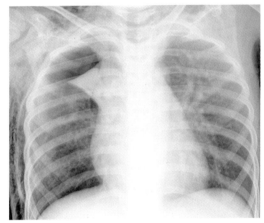

图 10-1-3　患儿术后（2006-09-21）复查，胸部 X 线平片
双肺纹理增多、紊乱，弥漫分布网点状影，左上肺见多个小结节影，右上肺局限性透光度增高。右纵隔旁可见三角形致密影，边缘清晰；上纵隔透光度增高，颈部及胸壁皮下气肿，以右侧为著

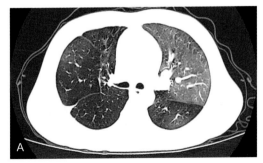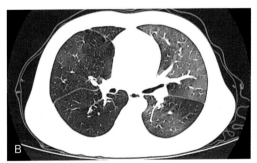

图 10-1-4　患儿治疗后（2007-04-10）复查，胸部 CT 检查 平扫肺窗（层厚 1.25mm）
A、B. 双肺透光度不均匀，右侧肺野及左下肺透光度增高、纹理稀疏减少，与左上肺相对比呈马赛克灌注征

病例 2

患儿，男，2 岁，腺病毒感染后反复咳喘 6 个月（图 10-1-5）。

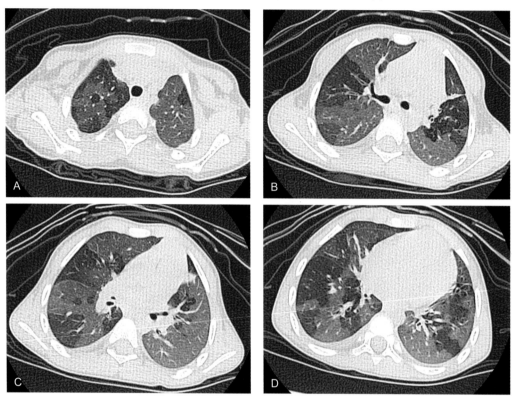

图 10-1-5　胸部 CT 检查 平扫肺窗（层厚 1.25mm）
A ～ D. 双肺透光度不均匀，肺内散在片状马赛克灌注征

病例 3

患儿，男，5 岁，腺病毒感染后，喘息、憋气（图 10-1-6）。

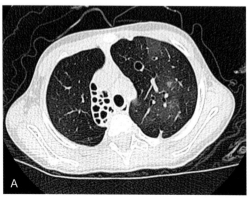
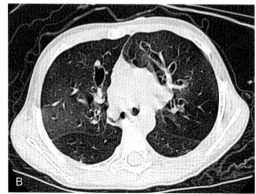

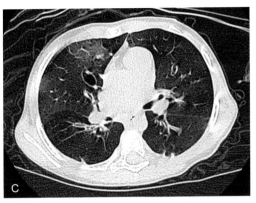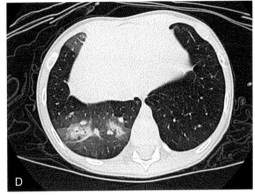

图 10-1-6 胸部 CT 检查 平扫肺窗（层厚 1.25mm）

A ~ D. 双肺透光度不均匀增高，可见散在磨玻璃影，右下肺少许实变影，双上肺可见支气管扩张

## 结 果

闭塞性细支气管炎

# 第二节 弥漫性泛细支气管炎

**弥漫性泛细支气管炎**（diffuse panbronchiolitis，DPB），是以呼吸性细支气管及其远端组织为主要病变部位的慢性炎症性疾病，"弥漫"指炎症弥漫分布，"泛"指炎症累及呼吸性细支气管管壁全层。

## 临床特征

患儿以慢性咳嗽、咳痰及活动后呼吸困难为主要临床症状，多伴有慢性鼻窦炎。

## HRCT 征象

弥漫分布的结节影，呈小叶中心或支气管血管束周围及末端分布，结节边界不清、大小不均，以基底部为主。可见树芽征、黏液栓、支气管壁增厚、细支气管扩张。

## 病理学特征

细支气管及其远端炎症，小气道管壁全层受累破坏，大量炎细胞浸润，其中可见间质性泡沫细胞堆积。

## 诊断要点

- 病因不明，累及呼吸性细支气管及远端的慢性炎性疾病。
- 慢性咳嗽、咳痰伴喘息，多伴有慢性鼻窦炎。
- 双肺弥漫分布小叶中心性或细支气管中心型小结节、树芽征、细支气管扩张。
- 细支气管壁全壁炎症，周围淋巴及浆细胞浸润。

## 鉴别诊断

囊性肺纤维化、肺结核、原发性纤毛不动综合征。

### 病例

患儿，女，13岁4个月，反复咳喘13年余，间断痰中带血3年。

查体：双肺底可闻及湿啰音（图10-2-1～10-2-3）。

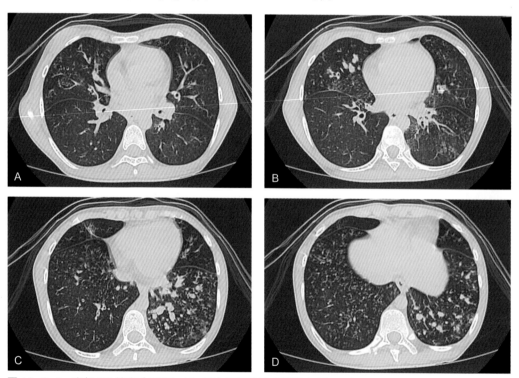

图10-2-1　胸部CT检查（2008-10-07）平扫肺窗（层厚1.25mm）

A～D. 双侧胸廓饱满，双肺透光度增强，弥漫分布细小结节影，以小叶中央结节和支气管血管束周围及末端分布为主；左下叶见多发结节影及网状影，内侧结节影较大，边缘较锐利，沿支气管走行分布，局部小支气管壁增厚；右中叶、左舌叶下部纹理增粗，增重，亦可见少许结节影，上述病变内见少许淡薄斑片影。双下叶和右中叶少许支气管腔轻微扩张

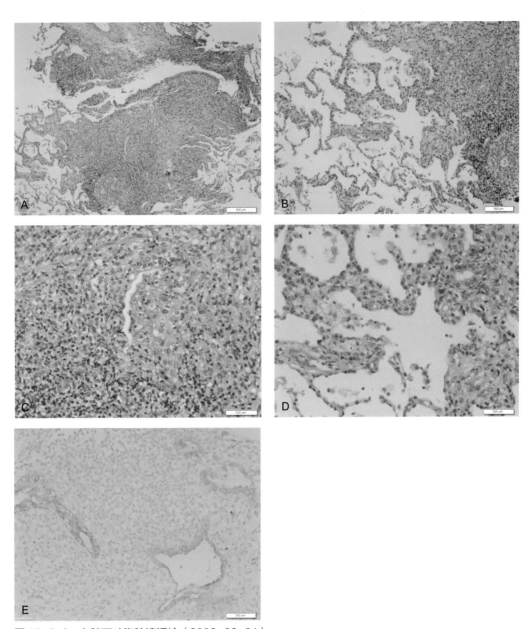

图 10-2-2　左肺下叶胸腔镜活检（2009-08-01）

A. HE 染色 ×10，小气道周围大量细胞浸润，气道壁破坏；B. HE 染色 ×20，小气道周围大量细胞浸润，临近肺泡间隔轻度受累，其内可见泡沫细胞；C. HE 染色 ×40，肺泡间隔增宽，其内可见大量细胞浸润，可见泡沫细胞；D. HE 染色 ×40，小气道全层受累破坏，周围可见大量炎细胞浸润；E. CK 染色 ×20，显示气道周围的炎症

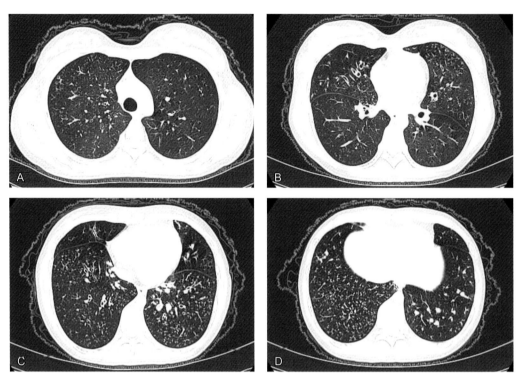

图 10-2-3　患儿治疗后（2010-02-01）复查，胸部 CT 检查 平扫肺窗（层厚 1.25mm）
A ～ D. 肺内弥漫分布小结节影，右中叶见支气管扩张，管壁增厚；右下肺结节影较前次减少、缩小、肺内病变较前次无明显好转

## 结　果

弥漫性泛细支气管炎

## 第一节　急性间质性肺炎

**急性间质性肺炎**（acute interstitial pneumonia，AIP），是一种原因不明的少见的以急性肺损伤为特点的暴发性肺疾病，曾被称为 Hamman–Rich 综合征。

### 临床特征

儿童 AIP 发病率低，临床以快速进展的呼吸衰竭为特点，病情急剧恶化，须机械通气治疗，预后较差。

### HRCT 征象

急性渗出期以双侧斑片状磨玻璃影或实变影为主，倾向于弥漫分布，与正常肺组织交错成地图状；机化期在磨玻璃影的基础上出现肺支气管血管结构的扭曲，牵拉性支气管扩张及囊泡形成。

### 病理学特征

呈弥漫性肺泡损伤表现，急性渗出期可见肺泡腔透明膜形成、间质水肿及急性炎症；机化期肺泡间隔内肌成纤维细胞增生，透明膜吸收机化，肺泡腔内充有疏松机化组织，肺泡 II 型上皮细胞增生修复受损上皮。

### 诊断要点

- 儿童发病率低，病因不明。
- 临床进展迅速，发展为呼吸衰竭。
- CT 显示急性期双侧对称、弥漫分布磨玻璃影，机化期在磨玻璃影的基础上出现肺支气管血管结构的扭曲。
- 病理表现为弥漫性肺泡损伤、透明膜形成、间质增厚、成纤维细胞增殖。

**病例 1**

患儿，男，1岁3个月，反复发热、咳嗽、有痰3个月。

既往史：胃食管反流病史。

查体：鼻翼扇动及三凹征阳性（图 11-1-1 ～ 11-1-4）。

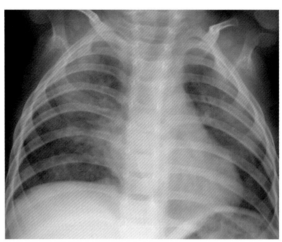

图 11-1-1　胸部X线平片（2009-11-02）
双肺透光度降低，肺纹理粗多、模糊，可见散在斑片影

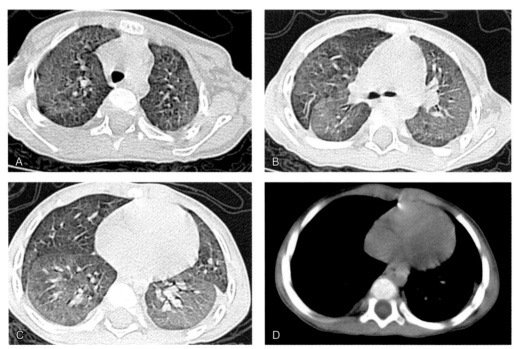

图 11-1-2　胸部CT检查（2009-11-03）平扫肺窗（层厚1.25mm）（A ～ C）和平扫纵隔窗（D）
A ～ C. 双肺透光度降低，弥漫分布磨玻璃影，右肺中叶血管显著，部分血管走行纡曲；D. 胸膜受累增厚

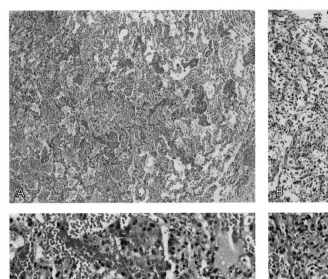
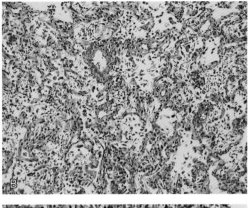
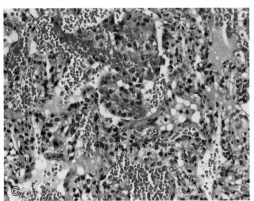
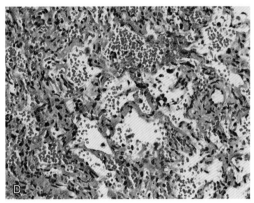

图 11-1-3 右肺上叶及中叶胸腔镜活检（2009-11-19）

A. HE 染色 ×10，肺泡腔内出血，大量纤维素样物质沉积；B. HE 染色 ×20，局部肺泡间隔血管壁破坏，可见纤维素样坏死，肺泡腔内可见脱落的上皮细胞；C. HE 染色 ×20，肺泡腔内可见水肿液、红细胞及脱落细胞，局部纤维素样物质形成；D. HE 染色 ×20，肺泡间隔成纤维细胞增生

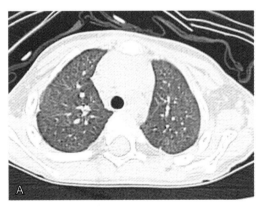
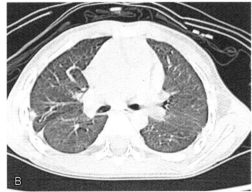

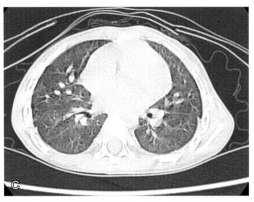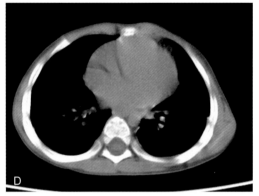

图 11-1-4　患儿治疗后（2010-08-18）复查，胸部 CT 检查 平扫肺窗（层厚 1.25mm）

A ～ D. 双肺透光度低，散在分布磨玻璃影，右肺中叶部分血管影显著，病变较前次有所好转

### 病例 2

患儿，女，6 个月起病，11 个月 17 天入院，间断发热 5 个月余，反复咳喘 3 个月余。

既往史：胃食管反流病史。

查体：鼻翼扇动及三凹征阳性，肝肋下 4cm，剑突下 4cm（图 11-1-5 ～ 11-1-7）。

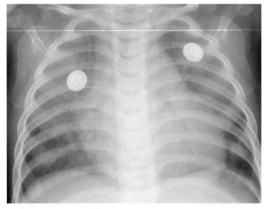

图 11-1-5　胸部 X 线平片（2010-01-25）

双肺透光度降低，肺纹理粗多、模糊，弥漫分布点及小斑片影，以右肺为著，右侧胸腔外带可见线样影

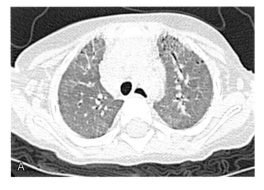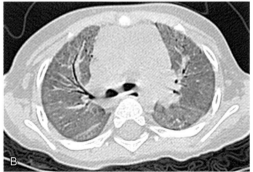

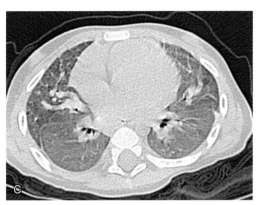
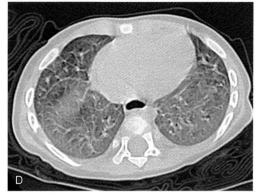

图 11-1-6 胸部 CT 检查（2010-01-28）平扫肺窗（层厚 1.25mm）

A～D. 双肺透光度降低，肺纹理毛糙、紊乱，弥漫分布磨玻璃影，其内可见少许透光区，双肺门区血管影增粗，右肺门区可见局部血管走行纤曲，肺动脉主干增粗，心影增大

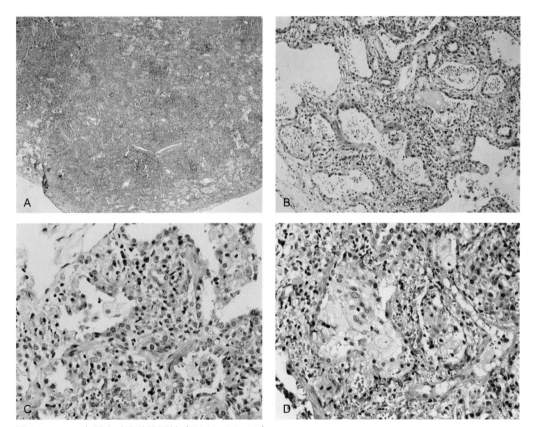

图 11-1-7 右肺中叶胸腔镜活检（2010-02-11）

A. HE 染色 ×4，弥漫肺泡腔内充满脱落细胞，肺泡间隔灶状淋巴细胞浸润；B. HE 染色 ×20，肺泡腔内可见出血，肺泡间隔淋巴细胞浸润、纤维细胞增生，肺泡Ⅱ型上皮细胞增生；C. HE 染色 ×40，肺泡腔内充满吞噬细胞，肺泡间隔增宽，淋巴细胞浸润，纤维细胞增生，肺泡Ⅱ型上皮细胞增生；D. HE 染色 ×40，肺泡腔内充满吞噬细胞，肺泡间隔增宽，淋巴细胞浸润，纤维细胞增生，肺泡Ⅱ型上皮细胞增生

**结果**

急性间质性肺炎

# 第二节 闭塞性细支气管炎伴机化性肺炎

**闭塞性细支气管炎伴机化性肺炎**（bronchiolitis obliterans with organizing pneumonia, BOOP），是以镜下小气道及肺泡腔内填充斑片状息肉样肉芽组织为特点的肺部疾病。

## 临床特征

大部分为特发性，也有因感染后、药物反应、胶原－血管病及 Wegener 肉芽肿病等引起，患儿以慢性或亚急性咳嗽、呼吸困难或发热为主要症状。

## HRCT 征象

以多种高密度病灶为主，双侧多灶性实变及磨玻璃影最为常见；多为不对称分布，多在胸膜下及支气管血管周围分布，以下叶为主，呈斑片状、三角形或多边形外形，边缘模糊；实变内可见支气管充气征，周围可伴随磨玻璃影或牵拉性支气管扩张；胸膜下区域的病灶若累及胸膜，可见胸膜因牵拉呈三角形。

## 病理学特征

以肺泡腔、肺泡管及终末细支气管内填充息肉样肉芽组织（Masson 小体）为特征，肺泡间隔可见淋巴细胞、巨噬细胞及浆细胞等慢性炎细胞浸润或肺泡 II 型上皮细胞增生，肺小叶结构保留，无纤维化改变。

## 诊断要点

- 咳嗽、呼吸困难。
- 限制性通气障碍。
- CT 表现双肺实变及磨玻璃影，胸膜下及支气管血管周围分布，以下叶为主；支气管充气征；牵拉性支气管扩张。
- 肺泡腔、肺泡管及终末细支气管内填充息肉样肉芽组织（Masson 小体）为特征。

## 鉴别诊断

慢性肺炎。

**病例 1**

患儿，女，6岁8个月，咳嗽、气促80余天。

查体：口周发绀、气促、三凹征阳性，双肺可闻及哮鸣音（图11-2-1，11-2-2）。

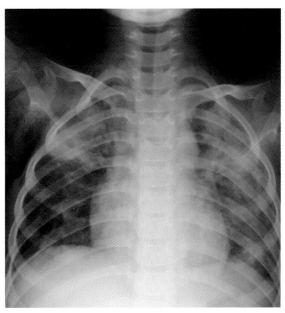

图 11-2-1 胸部 X 线平片（2006-09-14）
双肺纹理增多，可见网状影及多发弥漫高密度絮状影，右下肺野透光度增强，右侧腋下胸壁软组织内可见气体密度影

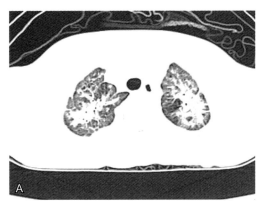
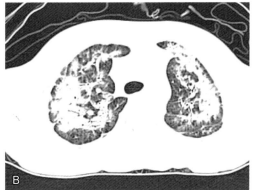

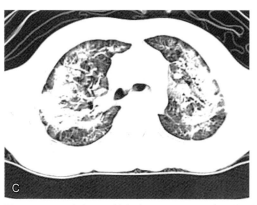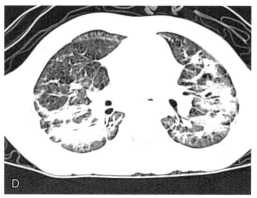

图 11-2-2　胸部 CT 检查（2006-08-31）平扫肺窗（层厚 1.25mm）
A ～ D. 双肺支气管血管束增多，可见弥漫分布的高密度气腔样实变影，呈多边形，其内可见细小支气管影，胸膜受牵拉呈三角形

**病例 2**

患儿，男，3 岁 2 个月，咳嗽伴低热 20 余天。

查体：无明显阳性体征（图 11-2-2 ～ 11-2-6）。

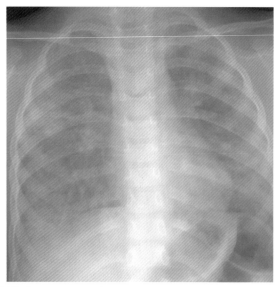

图 11-2-3　胸部 X 线平片（2009-08-25）
双肺纹理增粗、模糊，可见弥漫分布片状影，以外带分布为著，部分融合，密度不均

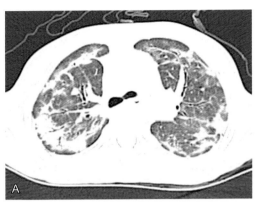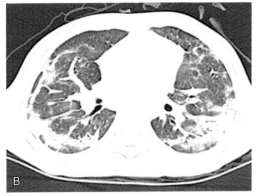

图 11-2-4　胸部 CT 检查（2009-08-26）平扫肺窗（层厚 1.25mm）

A、B. 双肺可见弥漫高密度实变影，呈弧形，以外带分布为著，胸膜下区域不受累，其内可见支气管充气征。另可见局部散在小叶间隔增厚，呈短线状，相互连接。胸膜增厚

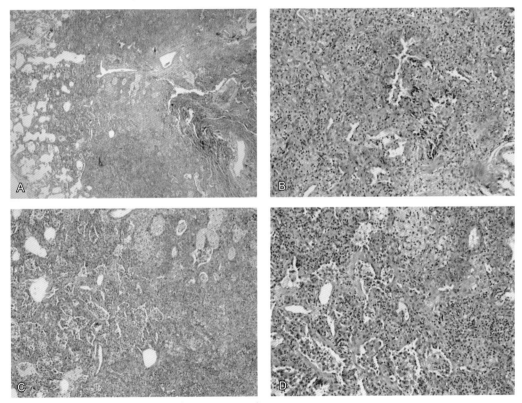

图 11-2-5　右肺下叶胸腔镜活检（2009-09-15）

A. HE 染色 ×10，部分肺泡腔扩张，腔内充满脱落的细胞，肺泡间隔增宽，局灶淋巴细胞聚集；B. HE 染色 ×20，肺泡腔内充满脱落的吞噬细胞，部分肺泡腔内见成纤维细胞栓子；C. HE 染色 ×20，肺泡间隔增宽伴多量淋巴、组织细胞浸润，肺泡腔内可见脱落的吞噬细胞及黏液样物质；D. HE 染色 ×20，肺泡腔内可见吞噬细胞，部分胞质丰富呈泡沫状改变

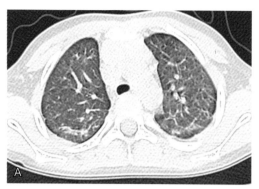
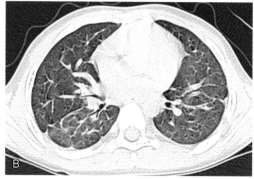

图 11-2-6 患儿治疗后（2011-01-13）复查，胸部 CT 检查 平扫肺窗（层厚 1.25mm）
A、B. 双肺支气管血管束增多、走行紊乱，背侧肺野可见索条影，局部胸膜略增厚。肺内病变较前次明显
吸收好转

### 病例 3

患儿，男，11 岁 6 个月，间断喘憋伴轻咳 20 天，加重 10 天。

查体：无明显阳性体征（图 11-2-7 ～ 11-2-10）。

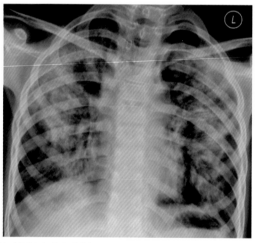

图 11-2-7 胸部 X 线平片（2011-01-25）
双肺纹理增多、毛糙，可见弥漫分布片絮状影及网状影，两侧心缘模糊，纵隔两侧及双下肺外带可见透亮
影，左侧胸壁可见胸膜影

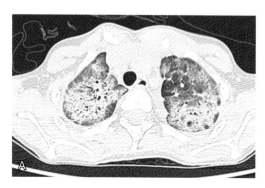
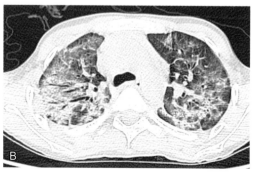

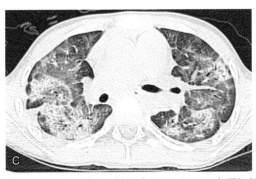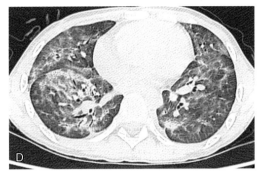

图 11-2-8　胸部 CT 检查（2011-01-18）平扫肺窗（层厚 1.25mm）
A ~ D. 双肺可见弥漫磨玻璃影，其内可见支气管充气征；部分实变影及小叶间隔增厚呈弧形或短线状，可相互连接。部分胸膜受牵拉、粘连呈三角形

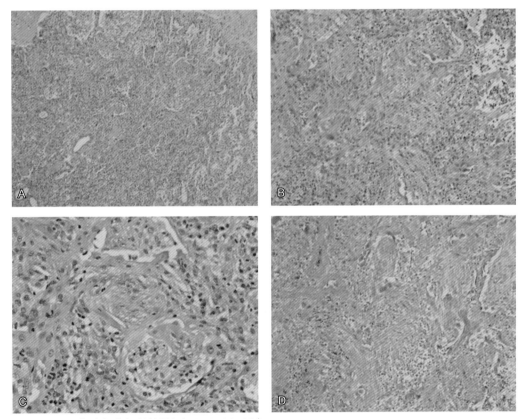

图 11-2-9　右肺中叶胸腔镜活检（2011-01-26）
A. HE 染色 ×10，肺泡腔内充满黏液及成纤维细胞栓子，肺泡间隔增宽，淋巴细胞浸润；B. HE 染色 ×20，肺泡腔内充满成纤维细胞栓子，肺泡间隔增宽，淋巴细胞浸润；C. HE 染色 ×40，肺泡腔内充满成纤维细胞栓子，伴散在淋巴细胞及吞噬细胞；D. Masson 染色 ×40，肺泡腔内可见大量 Masson 小体

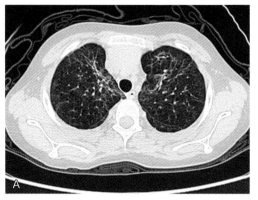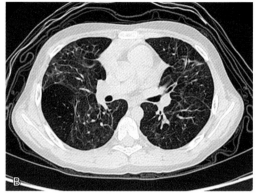

图 11-2-10　患儿治疗后（2012-03-08）复查，胸部 CT 检查 平扫肺窗（层厚 1.25mm）
A、B.双肺透光度不均匀，肺纹理走行紊乱、分布不均，见散在索条影

**病例 4**

患儿，男，10 岁 1 个月，咳嗽、气促 40 余天。

查体：轻度鼻翼扇动及三凹征阳性，余阴性（图 11-2-11～11-2-14）。

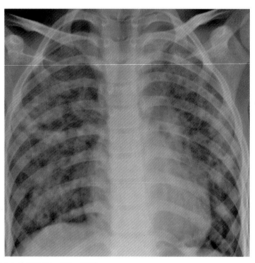

图 11-2-11　胸部 X 线平片（2012-02-12）
双肺纹理增多、毛糙，弥漫分布片絮状影及网状影，可见囊泡状透亮影，肺门模糊，纵隔心缘略模糊

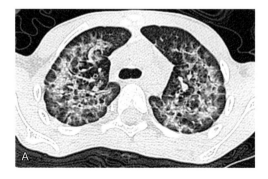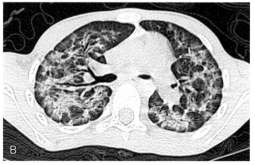

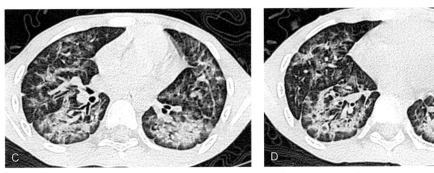

图 11-2-12　胸部 CT 检查（2012-02-03）平扫肺窗（层厚 1.25mm）

A ～ D. 双肺弥漫实变影，呈弧形或短线状，相互连接，周围见磨玻璃影或索条影，实变内可见支气管充气征。部分支气管管壁增厚，呈柱状扩张

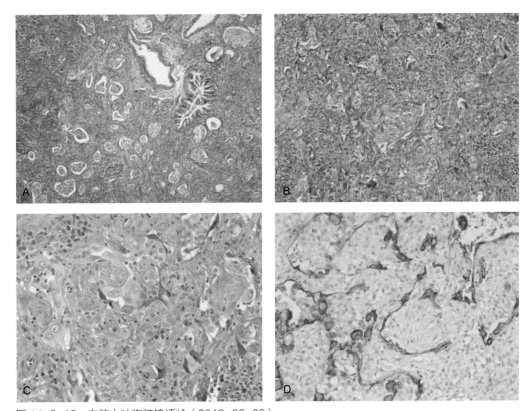

图 11-2-13　右肺中叶胸腔镜活检（2012-02-09）

A. HE 染色 ×10，弥漫肺泡腔内充满脱落细胞及成纤维细胞栓子，肺泡间隔增宽，淋巴细胞浸润；B. HE 染色 ×20，弥漫肺泡腔内充满脱落细胞及成纤维细胞栓子，肺泡间隔增宽，淋巴细胞浸润；C. Masson 染色 ×20，肺泡腔内可见 Masson 小体；D. CK 染色 ×20，肺泡 Ⅱ 型上皮细胞增生，肺泡腔内成纤维细胞栓子填塞

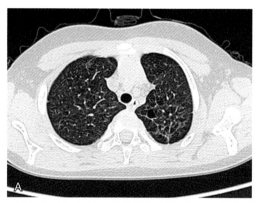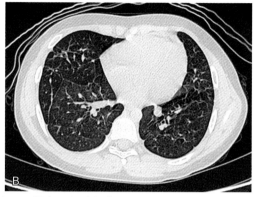

图 11-2-14　患儿治疗后复查（2013-08-27），胸部 CT 检查 平扫肺窗（层厚 1.25mm）
A、B. 双肺支气管血管束增多，部分走行紊乱，可见散在网状影及结节影，部分支气管管壁增厚，肺内病变较前次明显吸收好转

**病例 5**

　　患儿，4 岁 10 个月，呼吸困难伴精神反应差、食欲欠佳 1 个月。

　　查体：鼻翼扇动及三凹征阳性（图 11-2-15 ～ 11-2-18）。

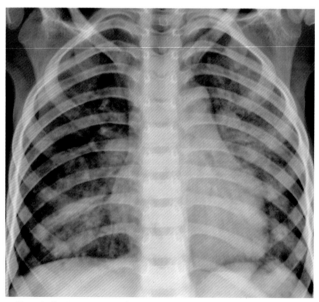

图 11-2-15　胸部 X 线平片（2013-05-15）
双肺纹理粗多、模糊，右中下肺及左肺野可见斑片状高密度影，病变弥漫，两侧心缘模糊

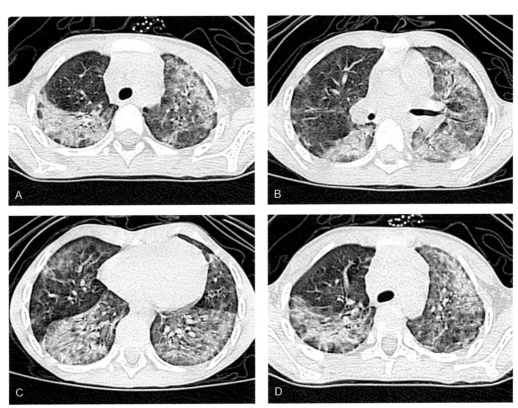

图 11-2-16　胸部 CT 检查（2013-05-15）平扫肺窗（层厚 1.25mm）

A ~ D. 双肺纹理增多、毛糙，弥漫高密度含气腔的实变影，以上下肺野为著，其内可见支气管充气征。部分支气管管壁增厚，管腔显著。局部可见散在磨玻璃影，近胸膜处可见边缘模糊结节影

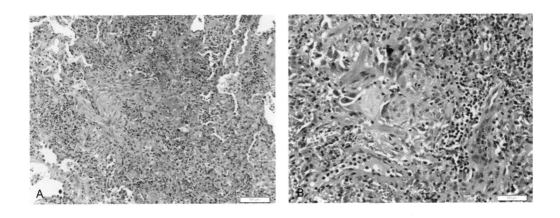

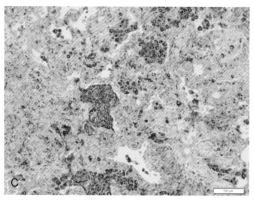
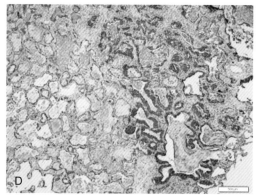

图 11-2-17　右肺中叶胸腔镜活检（2013-05-28）

A. HE 染色 ×20，弥漫肺泡腔内充满脱落细胞及成纤维细胞栓子，肺泡间隔增宽，淋巴细胞浸润；B. HE 染色 ×40，弥漫肺泡腔内充满脱落细胞及成纤维细胞栓子，肺泡间隔增宽，淋巴细胞浸润；C. CD68 染色 ×20，肺泡腔内可见吞噬细胞聚集；D. CK 染色 ×20，肺泡 II 型上皮细胞增生，肺泡腔内成纤维细胞栓子填塞

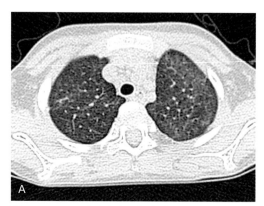
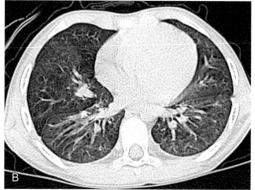

图 11-2-18　患儿治疗后复查（2013-07-29），胸部 CT 检查 平扫肺窗（层厚 1.25mm）

A、B. 双肺透光度较均匀，肺纹理增多、毛糙，散在条片状影及磨玻璃影。肺内高密度病变较前次明显好转

> **结　果**
> ................................................................
> 闭塞性细支气管炎伴机化性肺炎

# 第三节　非特异性间质性肺炎

## 临床特征

　　主要发生于中年人，男：女 = 1：1.4，也可发生在儿童。起病隐匿或呈亚急性经过，表现为咳嗽气促、渐进性呼吸困难、乏力。10% 的患者伴有发热。超过 2/3 的患者运动时可有低氧血症。肺功能检查结果为限制性通气功能障碍。

## HRCT 征象

广泛的磨玻璃改变和网点影，可见牵拉性支气管扩张，少数可见实变影。磨玻璃影主要分布在中下肺野，多为对称分布。实变影常为小片实变，可对称分布。磨玻璃影改变为主要 CT 表现。

## 病理学特征

肺泡壁内出现不同程度的炎症及纤维化。肺泡间隔内由淋巴细胞和浆细胞混合构成的慢性炎细胞浸润是非特异性间质性肺炎（NSIP）的特点。根据间质炎细胞的数量和纤维化的程度分为 3 型：富于细胞型，约占 50%，主要表现为间质的炎症，很少或几乎无纤维化；混合型，约占 40%，间质有大量的慢性性细胞浸润和明显的胶原纤维沉着；纤维化型，约占 10%，肺间质以致密的胶原纤维沉积为主，伴有轻微的炎症反应或者缺乏炎症表现。

## 诊断要点

- 起病隐匿或呈亚急性。
- 磨玻璃改变为主要影像学改变。
- 肺泡壁明显增厚，具有不同程度的炎症和纤维化，肺泡间隔可见以淋巴细胞为主的炎细胞浸润。
- 主要靠临床—病理—影像三方共同完整的 CRP 诊断

## 鉴别诊断

普通间质性肺炎、弥漫性肺泡损伤的吸收期。

### 病例 1

患儿，男，3 岁 11 个月，咳嗽半年，加重 1.5 个月，气促 10 余天（图 11-3-1，11-3-2）。

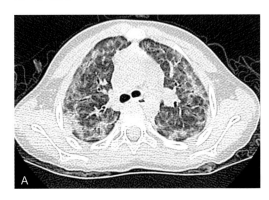
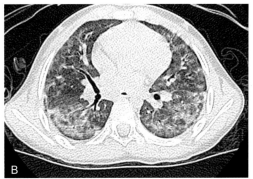

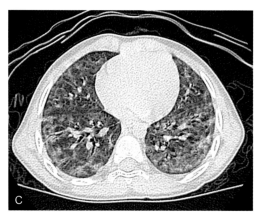
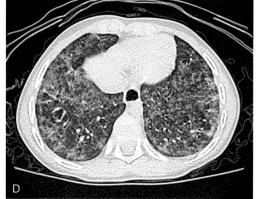

图 11-3-1　胸部 CT 检查（2016-07-20）平扫肺窗（层厚 1.25mm）

A ～ D. 双肺支气管血管束增多，双肺广泛的磨玻璃改变和网点影，磨玻璃影主要分布在中下肺野，支气管分支管腔为著，双侧胸膜不均匀增厚

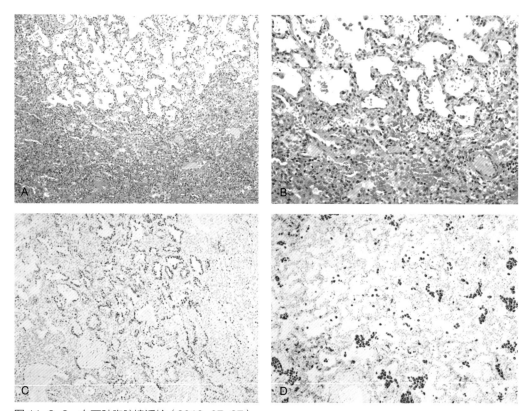

图 11-3-2　右下肺胸腔镜活检（2016-07-27）

A. HE 染色 ×10，肺泡间隔增宽，间隔内可见淋巴组织细胞浸润，肺泡腔扩张，部分肺泡腔内可见淤血；
B. HE 染色 ×20，肺泡间隔增宽，间隔内可见淋巴组织细胞浸润，肺泡腔扩张，Ⅱ型肺泡上皮细胞略增生，腔内少量组织细胞；C. 免疫组化 TTF-1 染色 ×20，显示 Ⅱ型肺泡上皮细胞略增生；D. 免疫组化 CD68 染色 ×20，显示部分肺泡腔内散在组织细胞患儿，女，14 岁 7 个月，间断咳嗽 4 年余，伴活动耐力下降，间歇气憋 1 年。

查体：杵状指（图 11-3-3，11-3-4）。

心脏彩超：三尖瓣反流（轻-中度），肺动脉高压。

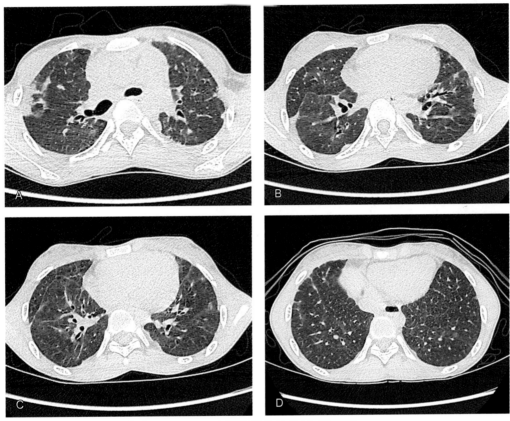

图 11-3-3 胸部 CT 检查（2017-07-25）平扫肺窗（层厚 1.25mm）

A~D. 双肺支气管血管束增多、毛糙、透光度减低，双肺散在磨玻璃影及网格影，胸膜下斑片影，支气管管壁增厚、管腔略明显

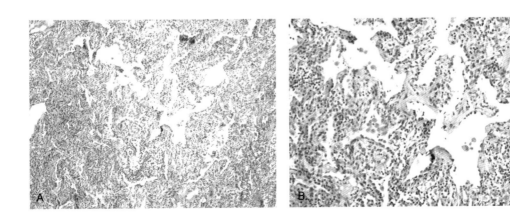

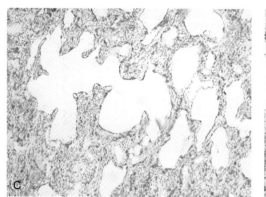 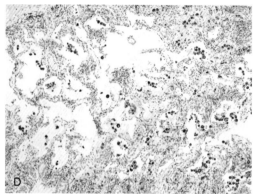

图 11-3-4　右下肺胸腔镜活检（2017-08-01）

A. HE 染色 ×10，肺泡间隔增宽，间隔内可见大量淋巴组织细胞浸润，肺泡间隔毛细血管淤血，肺泡腔扩张；B. HE 染色 ×20，肺泡间隔增宽，间隔内可见大量淋巴组织细胞浸润，肺泡腔扩张，II 型肺泡上皮细胞略增生；C. 免疫组化 CK-1 染色 ×20，显示 II 型肺泡上皮细胞略增生；D. 免疫组化 CD68 染色 × 20，显示部分肺泡腔内散在组织细胞

## 结　果

### 非特异性间质性肺炎

药物所致间质性肺疾病（drug-induced interstitial lung disease，DILD），是由药物导致的间质性肺疾病。不同药物引起间质性肺疾病的发病率不同，通常分两种情况。一种为药物直接诱发细胞毒性作用或中间代谢产物引起肺组织损伤，另一种为药物引起机体的炎症反应和免疫反应导致肺组织损伤，最常见的为间质性肺疾病。常见药物为抗生素类、抗心律失常药、抗炎药、抗肿瘤药等。

## 临床特征

药物引起肺部损伤在临床上可以分为急性、亚急性及慢性，发病时间从几天至几年。临床表现为发热、皮疹、喘息和外周血嗜酸性粒细胞增多。发病可能在几周内呈渐进性发热，伴有呼吸道症状，也可表现为持续几小时或几天的急性呼吸困难。慢性形式主要表现为渐进性呼吸困难所致运动耐量下降。

## HRCT 征象

各种药物引起间质性肺疾病的影像学表现也不同，HRCT 表现类似非特异性间质性肺炎（NSIP）、普通间质性肺炎（UIP）、过敏性肺炎（HP）、弥漫性肺泡损伤（DAD）、急性嗜酸性肺炎（EP）、闭塞性细支气管炎伴机化性肺炎（BOOP）等。如抗肿瘤药可以引起弥漫或多灶性磨玻璃影伴小叶间隔增厚，解热镇痛抗炎药引起弥漫磨玻璃影、小结节影、类似过敏性肺炎。

## 病理学特征

病理学特征具有非特异性，可以包括几乎所有的间质肺炎的病理学特征，主要包括NSIP、HP、DAD、EP、BOOP等。

## 诊断要点

- 排除感染、其他非感染等因素引起的肺部病变，应注意药物引起的肺损伤改变。
- 病史中有无药物暴露史，药物治疗时间。

■ HRCT 表现多样，累及其他原因引起的间质性肺疾病。

■ 病理学特征具有非特异性。

## 鉴别诊断

其他基础疾病引起的间质性肺疾病。

**病例 1**

患儿，男，14 岁，发热、皮疹，诊断为紫癜性肾炎，给予环磷酰胺治疗（图 12-0-1 ～ 12-0-3）。

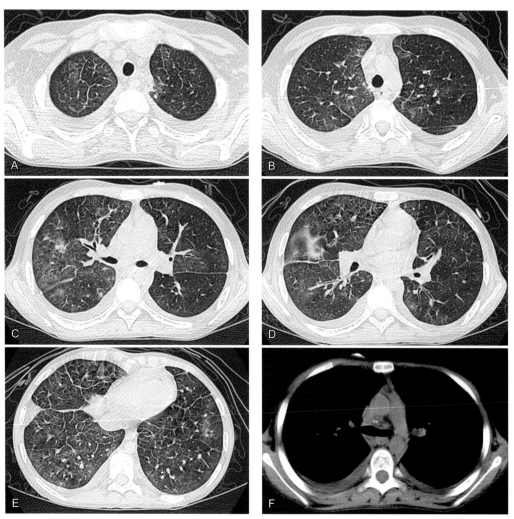

图 12-0-1　胸部 CT 检查（2015-07-01）平扫肺窗（层厚 1.25mm）（A ～ E）和平扫纵隔窗（F）
A ～ E. 肺支气管血管束增多，肺透光度均匀，双肺肺野内可见弥漫分布磨玻璃样稍高密度影、小叶间隔增厚，网格影，以右侧为著；F. 双侧后胸壁内侧可见窄带样稍高密度影，以右侧为著

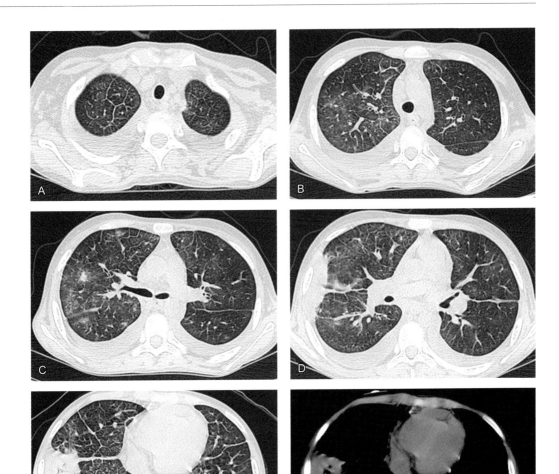

图 12-0-2 胸部 CT 检查（2015-07-13）平扫肺窗（层厚 1.25mm）

A～E. 肺内间实质病变较前次明显；F. 双侧胸腔积液较前次明显，心包积液较前次稍明显

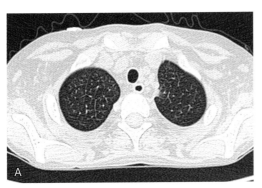

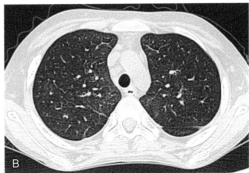

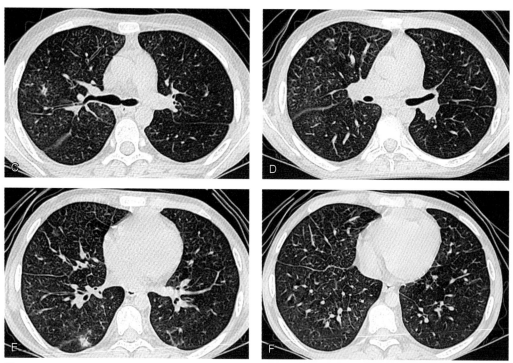

图 12-0-3　患儿停药后复查，胸部 CT 检查（2015-07-27）平扫肺窗（层厚 1.25mm）
A ~ F. 肺内间实质病变及双侧胸腔积液较前次有吸收

### 病例 2

患儿，女，10 岁，发现指（趾）粗大 4 年，关节肿胀 1 年。

既往史：癫痫，予奥卡西平抗癫痫治疗。

查体：颜面部散在红色皮疹，双膝关节宽大畸形（图 12-0-4 ~ 12-0-6）。

超声检查：双肾弥漫性损害。

肾活检病理：奥卡西平肾损伤。

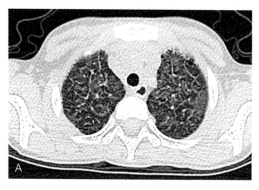
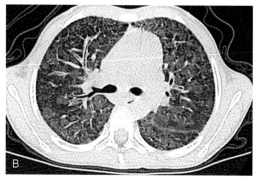

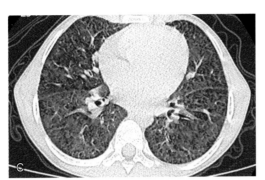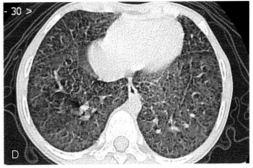

图 12-0-4 胸部 CT 检查（2014-11-20）平扫肺窗（层厚 1.25mm）

A ～ D. 双肺透光度减低，弥漫磨玻璃影，小叶间隔增厚

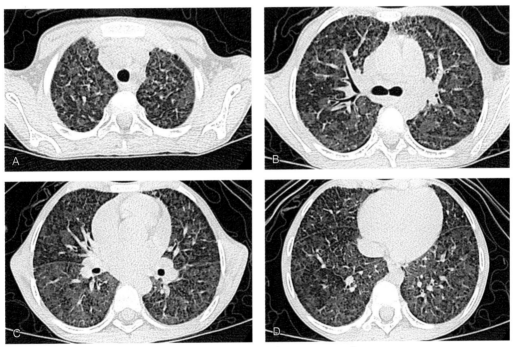

图 12-0-5 胸部 CT 检查（2015-08-21）平扫肺窗（层厚 1.25mm）

A ～ D. 肺内病变较前次变化不显著

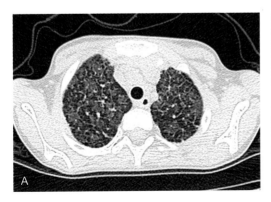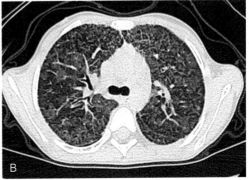

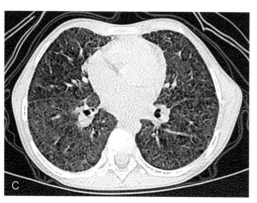
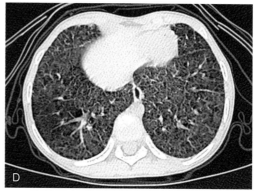

图 12-0-6　患儿停药后（2015-11-19）复查，胸部 CT 检查 平扫肺窗（层厚 1.25mm）
A ～ D. 肺内病变仍变化不显著

病例 **3**

患儿，男，13 岁，间断咳嗽 1 年半（图 12-0-7 ～ 12-0-9）。

既往史：6 年前于外院行左侧颞叶胶质瘤手术，术后化疗 5 年（具体不详）。

实验室检查：G 试验阴性；痰培养显示耐甲氧西林金黄色葡萄球菌多重耐药。

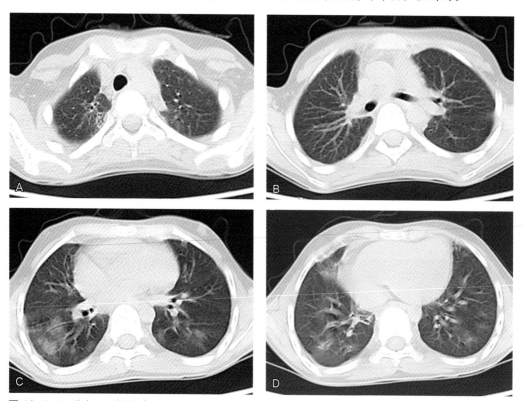

图 12-0-7　胸部 CT 检查（2015-08-08）平扫肺窗（层厚 1.25mm）
A ～ D. 双下肺云絮状斑片影，双上肺多发索条影，少许小叶间隔略厚，散在轻度支气管扩张

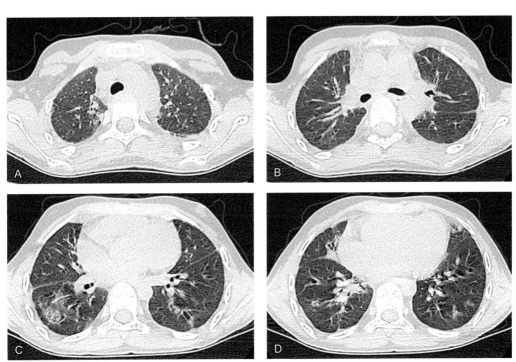

图 12-0-8 患儿抗感染治疗后（2015-08-26）复查，胸部 CT 检查 平扫肺窗（层厚 1.25mm）

A ~ D.胸膜下间质较前次增多，云絮状斑片影较前次增密，边界较前清晰，支气管扩张较前次明显

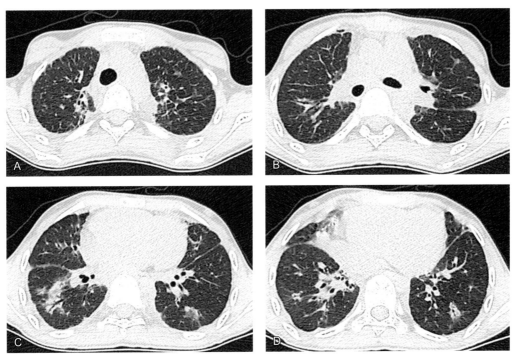

图 12-0-9 患儿（2016-01-20）复查，胸部 CT 检查 平扫肺窗（层厚 1.25mm）

A ~ D.胸膜下间质较前次增多，实变影较前次增多，支气管充气征明显，支气管扩张较前次明显

## 结　果

药物所致间质性肺疾病

# 第十三章

# 其他形式的弥漫性肺疾病

## 第一节　特发性肺含铁血黄素沉着症

**特发性肺含铁血黄素沉着症**（idiopathic pulmonary hemosiderosis，IPH），属于弥漫性肺泡出血（diffuse alveolar hemorrahage，DAH）的范畴，为肺泡毛细血管出血性疾病，病因不明。

### 临床特征

咳嗽、反复发作的咯血、缺铁性贫血，多见于儿童。肺泡灌洗液可发现大量的具有含铁血黄素的吞噬细胞。

### HRCT 征象

急性出血期可见弥漫磨玻璃影或实变影，以肺门及中下肺野为著；出血间期可正常或肺纹理增多、紊乱；反复出血呈弥漫结节影及小叶间隔增厚；慢性病程出现牵拉性支气管扩张、囊泡影及纤维化等，心影增大。

### 病理学特征

弥漫性肺泡出血，肺泡腔及间隔内含大量红细胞及巨噬细胞，肺含铁血黄素染色阳性。

### 诊断要点

- 儿童多见。
- 咳嗽、反复咯血、贫血。
- 急性期弥漫磨玻璃影及实变影，反复出血期弥漫小结节影及小叶间隔增厚，慢性期肺纤维化表现。
- 弥漫性肺泡出血，肺含铁血黄素染色阳性。

## 鉴别诊断

其他出血性疾病、朗格汉斯细胞组织细胞增生症、粟粒性肺结核、纤维性肺泡炎等。

### 病例

患儿，男，10岁4个月，反复心慌、胸闷3年余。

查体：无明显阳性体征（图13-1-1 ～ 13-1-3）。

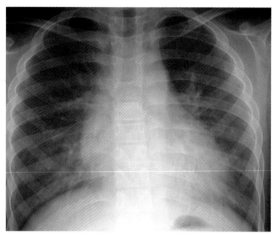

图13-1-1　胸部X线平片（2004-01-27）

双肺纹理粗多、模糊；两侧胸壁内侧可见线状胸膜影

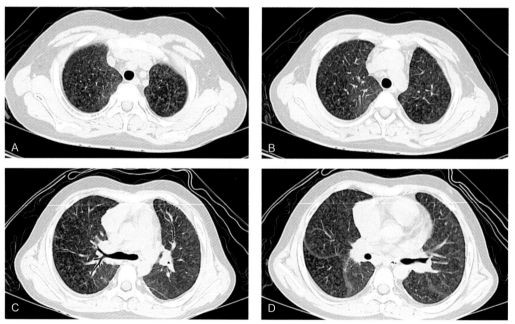

图13-1-2　胸部CT检查（2004-07-27）平扫肺窗（层厚1.25mm）

A ～ D. 双肺纹理透光度降低，可见弥漫分布结节影，以双上肺为著

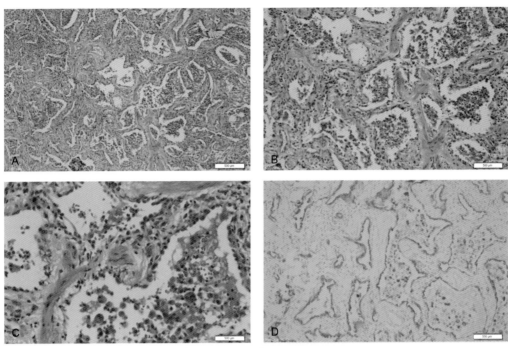

图 13-1-3 右肺中上叶胸腔镜活检（2004-08-03）

A. HE 染色 ×10，肺泡腔内充满含铁血黄素细胞，部分肺泡腔内可见出血；B. HE 染色 ×20，肺泡腔内充满含铁血黄素细胞，部分肺泡腔内可见出血；C. HE 染色 ×40，肺泡腔内充满含铁血黄素细胞，部分肺泡腔内可见出血；D.CK 染色 ×20，肺泡上皮细胞阳性，勾勒出肺泡轮廓，肺泡腔内可见沉积物

## 结　果

特发性肺含铁血黄素沉着症

## 第二节　肺泡微结石症

肺泡微结石症（pulmonary alveolar microlithiasis，PAM），是以双侧弥漫性肺泡内钙化微结石为特点的罕见疾病，微石由羟磷灰石基质内磷酸钙凝固物组成。本病病因不明，大多认为是由 *SLC34A2* 基因突变引起的常染色体隐性遗传性肺疾病。

临床特征

起病隐匿，进展缓慢，以咳嗽及呼吸困难症状为主。晚期多发生呼吸衰竭或心力衰竭。肺功能以轻度限制性通气障碍为主，支气管肺泡灌洗液可见镜下微结石。

## HRCT 征象

早期表现不明显，典型表现为双肺弥漫粟粒样钙化结节，以次级肺小叶中心分布为主，亦可沿支气管血管束或心缘对称分布，在中下肺叶较为集中，形成"沙尘暴征"；小叶间隔增厚；心包、纵隔及横膈边缘模糊；病变进展后期小结节聚集成线样，高密度钙化影呈"白描征"，背侧胸膜下融合成片状钙化影，向胸膜延伸，被称为"火焰征"。

## 病理学特征

蓝色微石填充于肺泡腔内，多为圆形，呈同心层状排列，似洋葱皮，磷酸钙盐的层状沉积是典型特点。钙化结节还可以存在肺泡壁、肺间质内。

## 诊断要点

- 起病隐匿、进展缓慢。
- 肺内粟粒样钙化结节，以中下肺野集中，小叶间隔增厚，心包、纵隔及横膈边缘模糊。
- 微石填充于肺泡腔、肺泡壁及肺间质内。

## 鉴别诊断

粟粒性肺结核、肺含铁血黄素沉着症、朗格汉斯细胞组织细胞增生症等。

### 病例

患儿，女，6岁，间断咳嗽4年。

查体：无明显阳性体征（图 13-2-1 ~ 13-2-5）。

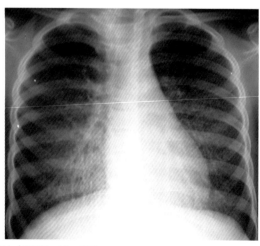

图 13-2-1　胸部 X 线平片（2008-12-17）
双肺透光度降低、肺纹理增多、模糊

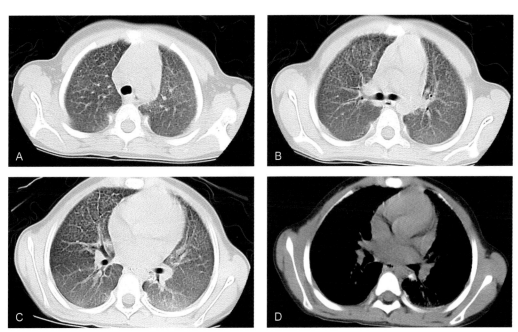

图 13-2-2　胸部 CT 检查（2008-12-22）平扫肺窗（层厚 1.25mm）（A～C）和平扫纵隔窗（D）

A～C. 双肺弥漫分布结节影及小叶间隔增厚；D. 纵隔窗可见结节影及小叶间隔呈钙化样高密度影

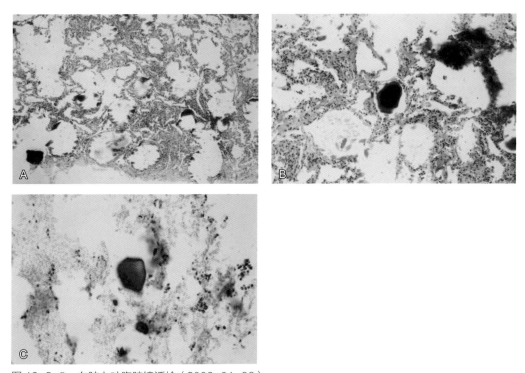

图 13-2-3　右肺上叶胸腔镜活检（2009-01-06）

A. HE 染色 ×10，肺泡腔内充满蓝色微石，部分微石脱落，肺泡间隔略增宽；B. HE 染色 ×20，肺泡间隔散在淋巴细胞浸润，肺泡腔内可见蓝色微石；C. 免疫组化 CD68 染色 ×20，肺泡腔内可见微石及少量组织细胞

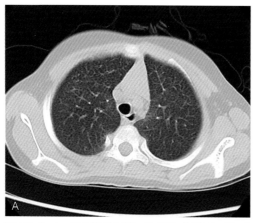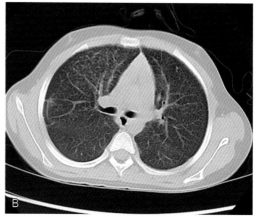

图 13-2-4　患儿治疗后第一次复查（2009-07-27），胸部 CT 检查 平扫肺窗（层厚 1.25mm）

A、B. 双肺弥漫结节影及小叶间隔增厚，较前次略有吸收

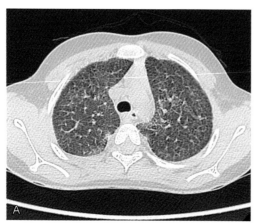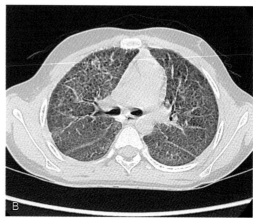

图 13-2-5　患儿治疗后第二次复查（2010-08-16），胸部 CT 检查 平扫肺窗（层厚 1.25mm）

A、B. 双肺透光度降低，可见广泛弥漫分布结节影，以双下叶及右上肺为著，伴小叶间隔增厚。病变较前次增多

## 结　果

肺泡微石症

# 第三节　结节病

结节病，是一种原因未明的全身多脏器和组织非干酪样类上皮细胞肉芽肿性疾病，可能和遗传有关，环境因素也有一定作用。

## 临床特征

多系统疾病，常累及肺、淋巴结、眼、皮肤、肝、脾，偶可累及心脏和神经系统。

小儿少见，主要见于 8～15 岁青少年，尤其是 13～15 岁。成人一般症状有发热、不适。4 岁以下小儿临床表现不同于成人，主要表现为关节炎、皮疹、葡萄膜炎，而无肺损害。肺部临床症状通常轻，包括干性咳嗽、伴或不伴呼吸困难。40%～70% 的儿童有淋巴结肿大，颈部最多见。血管炎是儿童结节病的并发症。

## HRCT 征象

（1）肺内多发结节是最常见形式，主要沿淋巴管分布或其周围分布，沿支气管血管束、小叶间隔、叶间裂、胸膜下及小叶中央分布。

（2）磨玻璃影，为广泛分布于肺泡间质的无数小肉芽肿或肺泡炎。

（3）少数出现肺间质病变，网状影为早期纤维化，代表病变不可逆；晚期有蜂窝肺改变。

（4）双侧肺门及纵隔淋巴结肿大。

（5）胸膜受累少见。

## 病理学特征

结节是一种非干酪样坏死性肉芽肿，主要由上皮样细胞组成。侵犯肺部时在肺间质中形成界限清楚的肉芽肿，在肺泡壁、肺内血管、支气管、淋巴管周围广泛分布。肉芽肿中有巨噬细胞、类上皮细胞和多核巨细胞，其外围有少量淋巴细胞、多核细胞及成纤维细胞包绕。

## 诊断要点

- 原因不明的全身多器官和组织的非干酪样类上皮细胞肉芽肿性疾病。
- 累及多系统，小儿少见，4 岁以下患儿临床表现不同于成人。
- CT 显示肺内多发结节、肺门淋巴结肿大。
- 非干酪样坏死性肉芽肿，主要由上皮样细胞组成。

## 鉴别诊断

肺门淋巴结结核、粟粒性肺结核、淋巴瘤。

 **病例**

患儿，女，14 岁，咳嗽 3 个月，反复发热 1 个月余。
查体：脾大（图 13-3-1～13-3-3）。

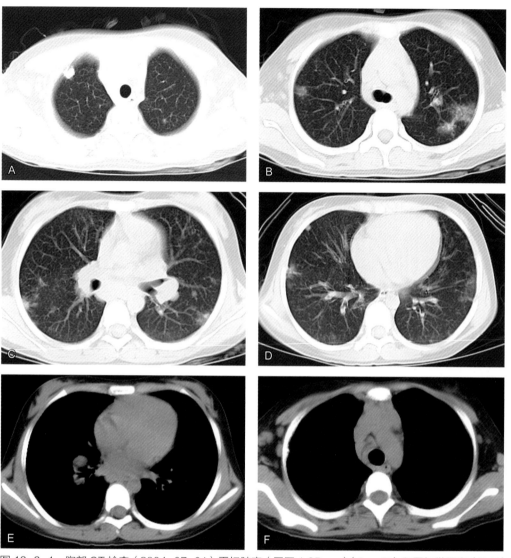

图 13-3-1　胸部 CT 检查（2004-07-01）平扫肺窗（层厚 1.25mm）（A～D）和平扫纵隔窗（E、F）
A～D. 肺支气管血管束增多，双肺散在多发结节影及磨玻璃影；E、F. 右肺门饱满，双侧腋窝多发肿大淋巴结

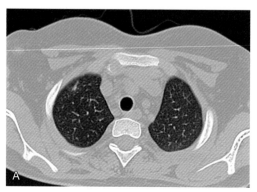
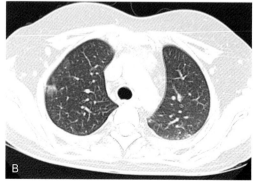

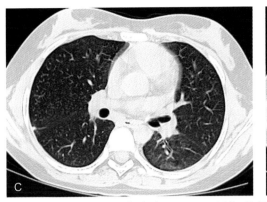
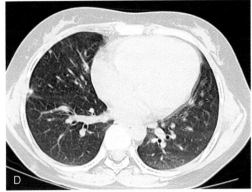

图 13-3-2 患儿第一次复查（2004-08-02），胸部 CT 检查 平扫肺窗（层厚 1.25mm）
A～D.肺内结节影及磨玻璃影较前次有吸收

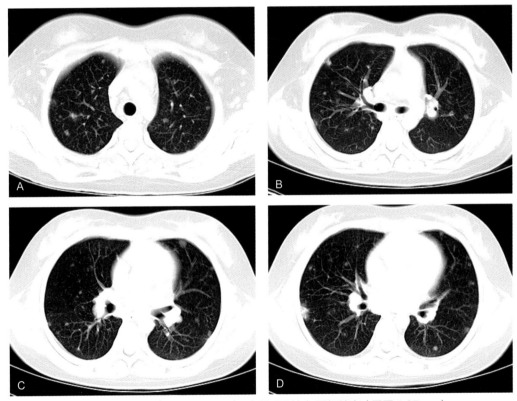

图 13-3-3 患儿第二次复查（2004-10-14），胸部 CT 检查 平扫肺窗（层厚 1.25mm）
A～D.肺内网格样改变，小结节较前次增多，支气管血管束及胸膜下分布多见

## 结 果

结节病

# 第四节　尼曼-匹克病

尼曼-匹克病（Niemann-Pick Disease，NPD），又称鞘磷脂沉积症，为先天性糖脂代谢性疾病，罕见的常染色体隐性遗传疾病，发病率为（0.5～0.1）/10000，亚洲人发病率最低。由于先天性鞘磷脂酶缺陷，使鞘磷脂不能正常分解，而蓄积于脑、肝、肾、肺、骨髓等组织中，引起相应脏器功能异常。分为A～E型，A型最常见。

## 临床特征

临床表现与分型相关，主要以贫血、肝脾大、神经系统受损、骨髓中见大量尼曼-匹克细胞为共同特征，而渐进性肺部浸润是发病和致死的一个重要原因。A型（急性神经型或婴儿型）最常见，出生后半年内发病，表现为厌食、呕吐、体重不增、消瘦、肝脾大、肌肉软弱无力或痉挛、耳聋、失明，多于4岁前因感染死亡。B型（慢性非神经型或内脏型）：1～2岁起病，起病慢，主要表现为肝脾大，无神经系统表现，患儿智力正常。C型（慢性神经型）：多于2～4岁起病，出生后发育正常，症状如A型，但多于儿童期发病，神经系统症状出现较晚。D型（Nova-Scotia型）：有明显黄疸，出现神经系统异常后，逐渐加重，多于儿童期死亡。E型（成人非神经型）：极为少见，起病隐匿，临床症状较轻，极易漏诊和误诊。

## X线平片及HRCT征象

X线平片可见双肺粟粒状影、网状结节影。

HRCT显示双肺弥漫网结影，小叶间隔增厚（主要位于双下肺）、磨玻璃影（中上肺），两者表现叠加，形成铺路石征（crazy paving）。

## 病理学特征

病理改变为肝、脾、淋巴结、骨髓等网状内皮组织和肺组织中存在大量尼曼-匹克细胞。肺组织中泡沫细胞存在于肺泡及肺间质内。

## 诊断要点

- 先天性糖脂代谢性疾病，罕见的常染色体隐性遗传疾病。
- 临床表现与分型相关，主要为贫血、肝脾大，神经系统受损。
- HRCT显示肺内弥漫网结影、磨玻璃影及铺路石征。
- 病理改变为肝、脾、淋巴结、骨髓等网状内皮组织和肺组织中存在大量尼曼-匹克细胞。

患儿，男，8岁，腹部膨隆1年余，肝脾大，骨髓细胞学检查见大量尼曼-匹克细胞（图13-4-1）。

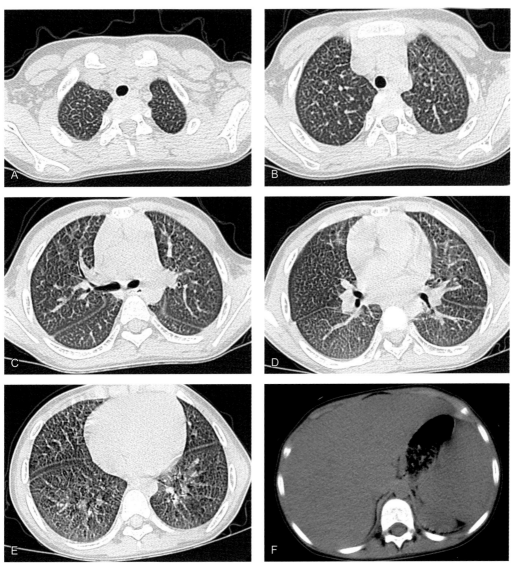

图13-4-1　胸部CT检查 平扫肺窗（层厚1.25mm）（A～E）和腹部CT检查（F）
A～E.肺支气管血管束增多，双肺弥漫网结影，小叶间隔增厚；F.肝脾大

## 结　果

尼曼-匹克病肺部浸润

# 第五节　囊性纤维化

**囊性纤维化**（cystic fibrosis，CF），是一类发生在儿童和青年人的常染色体隐性遗传病，在欧洲和北美白种人中发病率高，亚洲人和非洲黑种人中少见。此病是由于囊性纤维化跨膜传导调节因子（CFTR）基因突变导致氯离子不能正常排出，影响钠离子和水分子的输出，导致细胞外缺少水分，分泌液黏稠，阻塞器官的腔道，在此基础上反复发生感染，可累及全身具有外分泌腺功能的器官。

## 临床特征

囊性纤维化累及多个外分泌腺体和器官。肺是 CF 的首要受累器官，肺部病变也是此类患者最主要的死因（85%）。表现为痰液黏稠，难以排出，进而反复呼吸道感染，炎症慢性刺激引起支气管扩张及阻塞性损伤。消化系统受累表现为新生儿胎粪性肠梗阻、胰腺纤维化、营养不良、胆汁性肝硬化。累及生殖系统可引起不孕。还可出现鼻窦黏膜增厚、鼻窦炎。

## HRCT 征象

早期表现为小气道阻塞引起空气潴留，可见马赛克灌注征。典型表现树芽征、黏液栓塞形成指套征，病变以上肺为主，黏液排出后形成支气管扩张。

## 实验室检查

汗液中钠、氯离子浓度超过 60mmol/L。

## 诊断要点

- 常染色体隐性遗传病，大部分有明确家族史。
- 临床表现为反复呼吸道感染、胰腺功能不全、肝硬化、鼻窦炎等。
- 胸部 HRCT 显示肺内支气管扩张、树芽征、黏液栓塞，病变以上肺为主。
- 实验室检查显示汗液中钠、氯离子超过 60mmol/L。

## 鉴别诊断

巨大气管支气管征、原发性纤毛运动障碍。

患儿，男，7 岁，间断咳嗽、咳痰 5 年余。

查体：贫血貌，营养不良，消瘦，杵状指（趾），胸廓肋缘外翻畸形（图 13-5-1，13-5-2）。

实验室检查：汗液中氯离子为 108mmol/L。

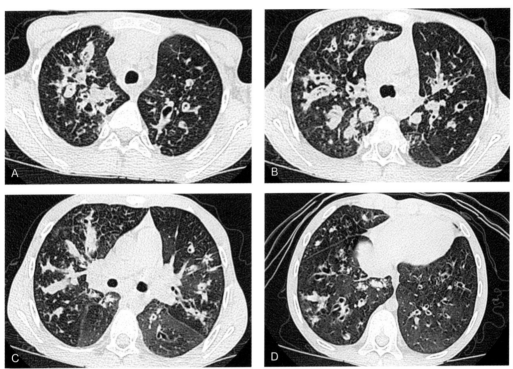

图 13-5-1 胸部 CT 检查 平扫肺窗（层厚 1.25mm）
A ~ D. 双肺弥漫沿支气管血管束斑片状实变影，为支气管内黏液栓塞，呈指套征改变，其内支气管扩张

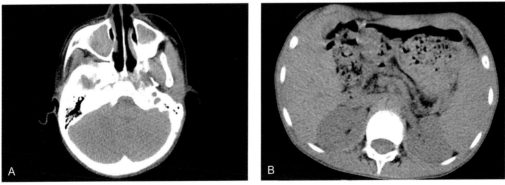

图 13-5-2 鼻窦 CT 检查 平扫轴位（A）和腹部 CT 检查（B）
A. 双侧上颌窦内充满软组织密度影；B. 胰腺形态小，脂肪化

## 结 果

囊性纤维化

# 第六节　急性呼吸窘迫综合征

**急性呼吸窘迫综合征**（acute respiratory distress syndrome，ARDS），是指由心源性以外的各种肺内、肺外致病因素所导致的急性进行性呼吸困难和顽固性低氧血症为主要特征的急性呼吸衰竭。ARDS 是一种急性弥漫性炎性肺损伤，其特点是肺毛细血管膜渗透性增加伴肺水肿，充气肺组织减少、呼吸运动增加和气体交换受损，是渗透性肺水肿伴DAD 最严重的形式。

## 临床特征

导致 ARDS 的原因很多，可归结为直接肺损伤和间接肺损伤。直接肺损伤因素包括严重肺部感染、胃内容物吸入、肺或胸部挫伤、吸入有毒气体、淹溺以及氧中毒等；间接肺损伤因素包括脓毒症、休克、严重的非胸部创伤、重症胰腺炎、大量输血（液体）、药物过量、体外循环、弥散性血管内凝血。临床表现为急性起病，顽固性低氧血症、呼吸频数和呼吸窘迫。

## HRCT 征象

直接肺损伤形成的 ARDS 称为肺源性 ARDS，间接肺损伤 ARDS 称为肺外源性ARDS，二者病理生理不同导致影像学表现不同。早期阶段：由于时间短暂，肺内一般正常，肺源性损伤表现为支气管血管周围不规则增厚为特征的间质水肿。中期阶段：肺实变是这阶段的特征，典型的肺源性 ARDS 的实变区在肺中部及底部多见。肺外源性 ARDS 表现是肺内多发磨玻璃影在双肺对称分布、密度均匀，实变常位于椎旁肺底部。晚期阶段：肺实变逐渐吸收，肺实质导致间质和支气管血管纹理扭曲变形，胸膜下出现气囊。

## 病理学特征

炎症导致肺微血管通透性增高、肺水肿，其肺泡腔内有富含蛋白质的液体，炎细胞渗出，可致透明膜形成，并伴有肺间质纤维化。学者认为肺源性 ARDS 首先损伤肺泡上皮，肺外源性 ARDS 首先为血管损伤。

## 诊断要点

- 是一种急性弥漫性炎性肺损伤。
- 临床表现为急性起病，顽固性低氧血症、呼吸频数和呼吸窘迫。
- 典型的肺源性 ARDS 的实变区在肺中部及底部多见。肺外源性 ARDS 表现是肺内多发磨玻璃影在双肺对称分布、密度均匀，实变常位于椎旁肺底部。
- 肺微血管通透性增高导致肺水肿，其肺泡渗出液中富含蛋白质，可致透明膜形成，并伴有肺间质纤维化。

## 鉴别诊断

心源性肺水肿、肺部感染。

**病例 1**

患儿，男，7 岁，烧伤、意识障碍 11 个小时。急促、进行性呼吸困难。血气分析示 pH 降低，氧分压减低，氧合指数为 86（图 13-6-1，13-6 2）。

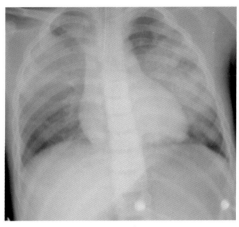

图 13-6-1 胸部 X 线平片（2017-01-28 7:00am）
双肺纹理增多、模糊，双肺门周围片状实变影，心影饱满，双膈（—）

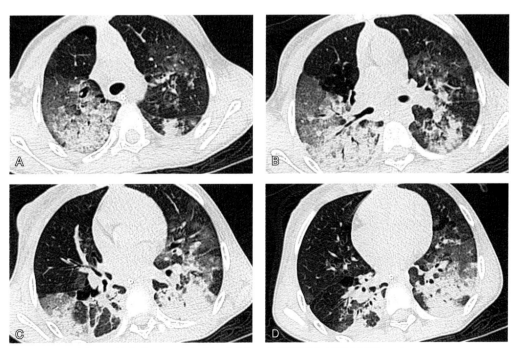

图 13-6-2 胸部 CT 检查（2017-01-28 8:00am）平扫肺窗（层厚 1.25mm）
A～D. 双肺支气管血管束增多，双肺背侧肺野斑片状实变影及磨玻璃影，其内少许支气管充气征，心影不大

病例 2

患儿，男，6个月，间断发热、气促咳嗽45天。肺部混合重度感染，进行性加重呼吸窘迫，伴有口唇发绀（图13-6-3）。

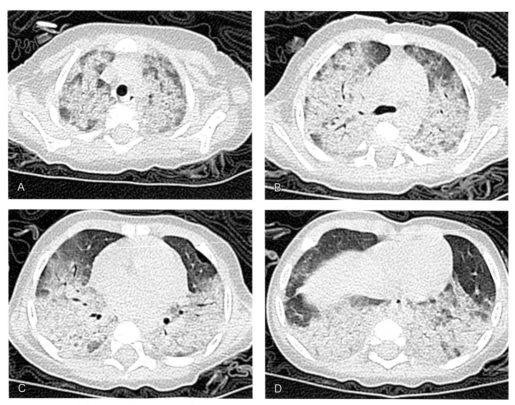

图 13-6-3　胸部 CT 检查 平扫肺窗（层厚 1.25mm）
A ～ D. 双肺支气管血管束增粗、毛糙，双肺弥漫磨玻璃影及实变影，下肺实变，密度较上肺略高，其内可见支气管充气征

## 结　果

急性呼吸窘迫综合征